Vorwort

Das Psychogenicum, ein Taschenbuch mit Themen aus der Psychiatrie, vereinigt die bereits erschienenen Einzelbeiträge »Biochemie der Psychopharmaka« und »Differenzierter Umgang mit Neuroleptika«. Die beiden Themen haben bei allen, die mit Psychopharmaka umgehen, bereits ein äußerst positives Echo gefunden. Aufgrund neuer Ergebnisse der klinischen und präklinischen Forschung mußten einige Kapitel des Psychogenicums vollständig überarbeitet und ergänzt werden. Somit berücksichtigt die dritte Auflage alle aktuellen pharmakologischen, pharmakodynamischen und pharmakotherapeutischen Erkenntnisse.

Das vorliegende Kompendium hat zum Ziel, im ersten Teil in leicht verständlicher, anschaulicher (modellhafter) und dabei sachlich fundierter Form die komplizierte Thematik der neurobiochemischen Wirkungsweise der Psychopharmaka bei Berücksichtigung der biochemischen Abläufe bei psychiatrischen Krankheiten und der physiologischen Funktionen der Neurotransmitter darzustellen. Gleichzeitig sollen diese präzisen Erklärungen dazu beitragen, dem Arzt ein besseres Verständnis für mögliche therapeutische Schwierigkeiten im Rahmen einer Behandlung mit Psychopharmaka zu geben.

Erst die detaillierte Kenntnis der neurobiochemischen Wirkungsweise diverser psychotroper Substanzen schafft die Voraussetzung für einen fachgerechten therapeutischen Umgang mit Neuroleptika: Der zweite Teil des Taschenbuches, der keinesfalls die Lektüre von Lehrbüchern ersetzen und keinen Anspruch auf Vollständigkeit erheben kann, beabsichtigt, in didaktisch geschickter und knapp formulierter Weise schwerpunktmäßig Basisleitlinien zum differenzierten Umgang mit Neuroleptika aufzuzeigen. Denn als grundsätzliches Postulat für den behandelnden Arzt gilt nach wie vor, für den Patienten ein Optimum an therapeutischem Effekt bei einem Minimum an Nebenwirkungen zu erreichen. Ergänzend zu diesen therapeutischen Richtlinien werden anhand der unterschiedlichen Rezeptorbindungsprofile von Neuroleptika die spezifischen klinischen Neuroleptikawirkprofile hinsichtlich unterschiedlich ausgeprägter antipsychotischer Wirksamkeit, klinisch relevanter Begleiteffekte und Nebenwirkungen zum Ausdruck gebracht. Somit wird dem Therapierenden die subjektive Auswahl einzelner Präparate aus der reichen neuroleptischen Palette erleichtert.

Dortmund, im Januar 1998   H. Reinbold

W0176025

Inhalt

Teil I
Biochemie der
Psychopharmaka

Einleitung

Nervenzellen (Neurone) sind die Bausteine des Gehirns. Sie sind nach denselben Prinzipien gebaut und leben mit den gleichen biochemischen Prozessen wie andere Zellen. Die Neurone unterscheiden sich von diesen jedoch durch besondere Eigenschaften: Sie betreffen die Zellform, die Art der Zellmembran (sie hat die Fähigkeit, Nervensignale zu bilden) und das Vorhandensein einer Synapse, von der die Nervensignale mit Hilfe von speziellen »Botenstoffen«, den Neurotransmittern, von einer Nervenzelle zur anderen weitergegeben werden. Außerdem teilen sich Nervenzellen nach Abschluß der embryonalen Entwicklung nicht mehr, der Vorrat von rund hundert Milliarden Nervenzellen muß also ein Leben lang reichen.

An einer Synapse veranlaßt die Ankunft eines Nervensignals, das elektrischer Natur ist, die Ausschüttung von chemischen Transmittersubstanzen aus dem Nervenfaserende. Diese Botenstoffe diffundieren durch den synaptischen Spalt und reagieren mit Empfängerstationen, den Rezeptoren, in der Membran der Nervenzelle, wodurch sich die elektrische Aktivität dieser Zelle ändert. In der Regel wirkt ein Neurotransmitter entweder erregend oder hemmend auf die Nervenzelle. Man nimmt an, daß etwa dreißig Substanzen im Gehirn als Neurotransmitter fungieren. Die verschiedenen Transmitter sind nicht wahllos im Gehirn verbreitet. Vielmehr liegen Nervenzellen, die mit dem gleichen Neurotransmitter arbeiten, in Gruppen zusammen. Zur Zeit sind neun Verbindungen als chemische Neurotransmittersubstanzen an den Synapsen des ZNS bekannt: die Monoamine Dopamin, Noradrenalin, Serotonin, Acetylcholin und Histamin sowie die Aminosäuren Gamma — Aminobuttersäure (GABA), Glutaminsäure, Glycin und Taurin (Abb. 1).

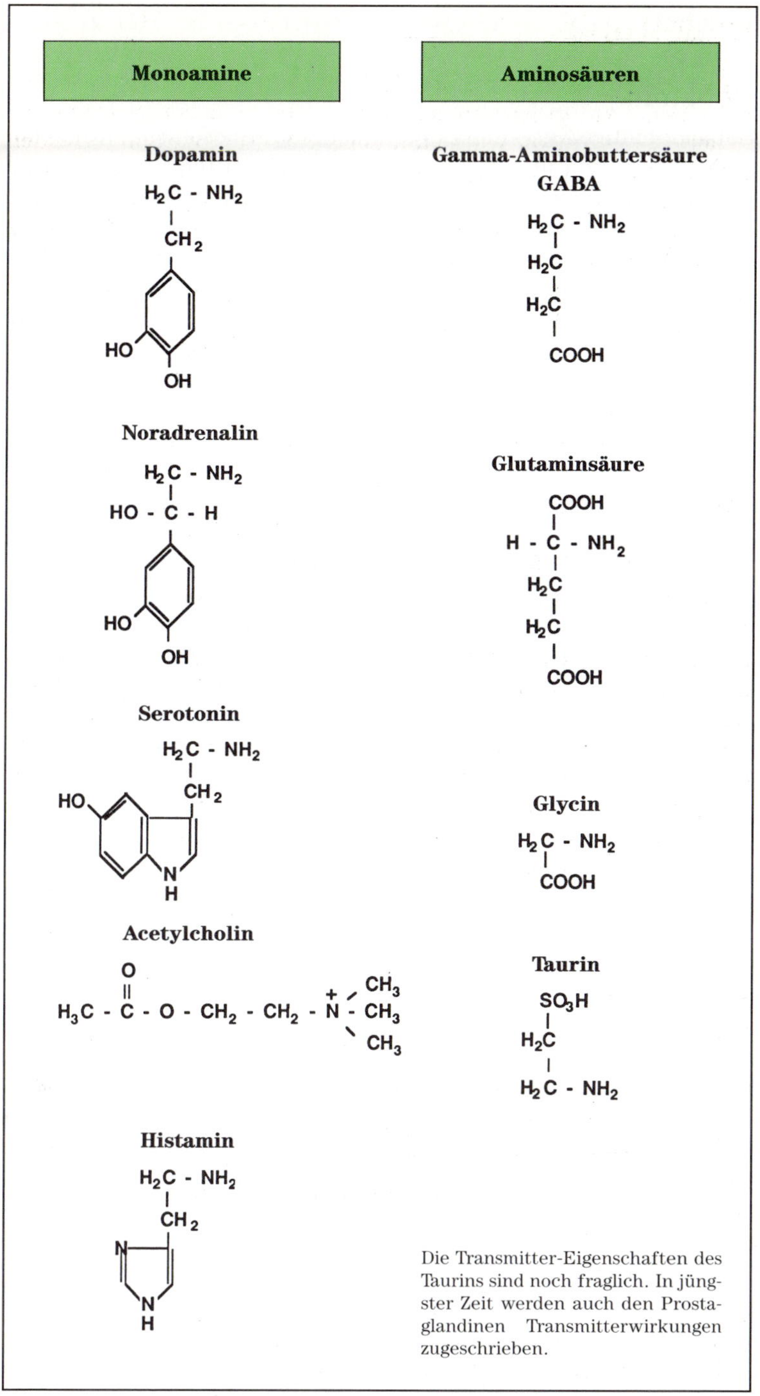

Monoamine

Aminosäuren

Dopamin

$H_2C - NH_2$
|
CH_2

HO
OH

Gamma-Aminobuttersäure GABA

$H_2C - NH_2$
|
H_2C
|
H_2C
|
COOH

Noradrenalin

$H_2C - NH_2$
|
$HO - C - H$

HO
OH

Glutaminsäure

COOH
|
$H - C - NH_2$
|
H_2C
|
H_2C
|
COOH

Serotonin

$H_2C - NH_2$
|
CH_2

HO

N
H

Glycin

$H_2C - NH_2$
|
COOH

Acetylcholin

$$H_3C - \overset{\overset{O}{\parallel}}{C} - O - CH_2 - CH_2 - \overset{+}{N} \overset{CH_3}{\underset{CH_3}{- CH_3}}$$

Taurin

SO_3H
|
H_2C
|
$H_2C - NH_2$

Histamin

$H_2C - NH_2$
|
CH_2

N

N
H

Die Transmitter-Eigenschaften des Taurins sind noch fraglich. In jüngster Zeit werden auch den Prostaglandinen Transmitterwirkungen zugeschrieben.

Abb. 1: Chemische Struktur diverser Neurotransmitter

Bedeutung der Überträgerstoffe im ZNS

Dopamin

Dopaminhaltige Nervenfasern befinden sich insbesondere in der Substantia nigra und in der ventralen Haube im Mittelhirn. Die Fasern vieler dopaminhaltiger Nervenzellen reichen bis ins Vorderhirn, wo sie an der Steuerung emotionaler Reaktionen beteiligt sind. Weitere dopaminhaltige Nervenfasern reichen bis zum Streifenkörper (Corpus striatum), wobei das Dopamin an der Steuerung von Bewegungen beteiligt ist. Eine kleine Gruppe dopaminhaltiger Nervenzellen im Hypothalamus reguliert die Ausscheidung von Hormonen (z. B. Prolactin) durch die Hypophyse. Ein Dopaminmangel im Corpus striatum bewirkt Muskelsteife und Zittern und führt zum Krankheitsbild der Parkinsonschen Erkrankung, während ein Dopaminüberschuß vor allem im mesolimbischen System mit dem Krankheitsbild der Schizophrenie korreliert.

Noradrenalin

Noradrenalinhaltige Nervenzellen befinden sich in erster Linie in einer kleinen Region im Hirnstamm. Deren Nervenfasern stehen unter anderem mit dem Hypothalamus, dem Kleinhirn und dem Vorderhirn in Kontakt. Das Noradrenalin ist an der Erhaltung des Wachzustandes, am Träumen und an der Regulierung der Stimmungslage beteiligt. Bei einer Depression wird ein Mangel an Noradrenalin diskutiert. Bei einer Manie hingegen tritt ein Überschuß an Noradrenalin auf.

Serotonin

Serotonin kommt im gesamten zentralen Nervensystem einschließlich des Rückenmarkes vor. Von Bedeutung ist die Konzentrierung serotoninhaltiger Nervenzellen im Raphe-Kern, einem Gebiet des Hirnstamms. Der Übergang vom Wachzustand zum Schlaf, die Aufrechterhaltung des Schlafzustandes und der Beginn der REM-Phasen werden wahrscheinlich durch Serotonin bewirkt. Bei Zerstörung des Raphe-Kerns kommt es zu Schlaflosigkeit. Außerdem ist Serotonin an der Regulierung der Körpertemperatur und an der Wahrnehmung von Empfindungen beteiligt. Für das Krankheitsbild der Depression wird neben der Beteiligung anderer biogener Amine eine Störung im serotoninergen System im Sinne einer reduzierten Synthese verantwortlich gemacht.

Acetylcholin

Acetylcholin ist im ZNS vor allem in der Hirnrinde und in den Basalganglien im Übermaß vorhanden. Die höchste Konzentration findet sich im motorischen Cortex und im Thalamus. Acetylcholin erhält den Wachzustand aufrecht bzw. spielt bei der Steuerung des Aufwachens eine Rolle. Acetylcholin ist wahrscheinlich auch ein exzitatorischer

Überträger im Bereich der Basalganglien, während Dopamin dort als inhibitorischer Überträger wirkt. Bei der Parkinson-Krankheit führt Dopaminmangel zu einer Störung der cholinerg-dopaminergen Balance. Aufgrund der gegenseitigen Abhängigkeit der cerebralen cholinergen und katecholaminergen Systeme wird allgemein ein Zusammenhang zwischen einer erhöhten cholinergen Aktivität und der Depression bzw. zwischen einer verminderten cholinergen Aktivität und der Manie diskutiert.

Gamma-Aminobuttersäure

Der wichtigste Transmitter mit hemmender Wirkung ist die Gamma-Aminobuttersäure, eine Aminosäure, die nahezu ausschließlich im Hirn und Rückenmark synthetisiert wird. Ein Drittel aller Hirnsynapsen enthält GABA. Eine Erhöhung ihrer Konzentration in den Synapsen hat eine beruhigende und entspannende Wirkung auf die Skelettmuskulatur zur Folge. Ferner dämpft sie nervöse Übererregbarkeit und Verhaltensstörungen.

Glutaminsäure

Im Gehirn wirken Glutaminsäure erregend auf die meisten Nervenzellen. Man nimmt an, daß sie zu den bedeutendsten Transmittern mit erregender Wirkung zählt. Daher wird sie als zentrales Stimulans angesehen.

Glycin

Von der einfachsten aller Aminosäuren, dem Glycin, ist bekannt, daß sie im Rückenmark als hemmender Transmitter wirkt.

Neben der chemischen Struktur und Verteilung der Transmittersubstanzen sind auch heute die Vorgänge bei der chemischen Übertragung der Nervensignale in den Synapsen bekannt. Sie betreffen die Synthese, Speicherung und Ausschüttung des Neurotransmitters, die Reaktion des Transmitters mit dem entsprechenden Rezeptor und den Abbruch der Wirkung. Die detaillierte Aufklärung dieser Vorgänge hat zum Verständnis der Wirkung von Psychopharmaka beigetragen.

Biochemische Wirkungsweise der Neuroleptika

Es sind Substanzen bekannt, die die Ausschüttung eines Transmitters hemmen oder fördern. Beispielsweise begünstigt das stark erregend wirkende Amphetamin die Freisetzung von Dopamin. Die Einnahme von Amphetamin in entsprechender Menge kann zu Denkstörungen, Halluzinationen und Verfolgungswahn führen, zu Symptomen also, die auch bei einigen Formen der Schizophrenie auftreten. So weiß man heute, daß psychotische Krankheitsbilder in hohem Maße mit einer exzessiven Freisetzung der Transmittersubstanz Dopamin in den zentralen Synapsen und einer Überstimulation postsynaptischer Dopaminrezeptoren korrelieren. Untersuchungen haben gezeigt, daß die Gehirne verstorbener Schizophrener abnorm hohe Konzentrationen von Dopamin und Dopaminrezeptoren enthielten, vor allem im limbischen System, das an der Steuerung des emotionalen Verhaltens beteiligt ist. Diese Feststellung entspricht der Tatsache, daß die zur Therapie der Schizophrenie eingesetzten Pharmaka Dopaminrezeptoren blockieren, so daß deren Aktivierung durch den natürlichen Transmitter verhindert wird.

Die dopaminergen Neuronensysteme

Im ZNS existieren drei Hauptgebiete, die Dopamin enthalten. Die nigrostriatalen Bahnen beginnen von Zellen in der Substantia nigra und enden im Corpus striatum (Nucleus caudatus + Putamen). Dieses dopaminerge Neuronensystem ist für die Überwachung der Motorik zuständig; eine Dopaminrezeptorenblockade in diesem Bereich ist für die parkinsonartigen extrapyramidalmotorischen Nebenwirkungen der Neuroleptika verantwortlich.

Die dopaminergen mesolimbisch-mesokortikalen Bahnen haben ihren Ursprung in der ventral-tegmentalen Zone des Hirnstammes. Die mesolimbischen Strukturen führen zum Nucleus amygdalae, zum Nucleus accumbens und zum Tuberculum olfactorium. Die mesokortikalen Bahnen, übrigens eng mit den mesolimbischen verbunden, enden im Cingulum und in Teilen des Cortex frontalis. Die funktionelle Bedeutung des mesolimbisch-mesokortikalen Systems soll in der Regulierung affektiver Funktionen, in Gedächtnis- und Lernfunktionen liegen. Übrigens befindet sich in diesem Bereich der Hauptangriffspunkt für die antipsychotische Wirkung der Neuroleptika.

Die tuberoinfundibuläre Bahn repräsentiert sich nur kurz und verläuft vom Nucleus arcuatus des Hypothalamus zur äußeren Schicht der Eminentia mediana. Dieses dopaminerge System wirkt inhibitorisch auf die Prolaktin-Freisetzung aus der Hypophyse. Eine Blockade der Dopaminrezeptoren in diesem Gebiet durch Neuroleptika löst diese Inhibition, wobei der Prolaktinspiegel ansteigt. (Tab. 1 und Abb. 2).

	Nigrostriatal	Mesolimbisch	Mesokortikal	Tuberoinfundibulär
Ursprung	Substantia nigra	ventral-tegmentale Zone des Hirnstamms	ventral-tegmentale Zone des Hirnstamms	Nucleus arcuatus
Endigung	Corpus striatum (Nucleus caudatus + Putamen)	Nucleus amygdalae Nucleus accumbens Tuberculum olfactorium	Cingulum Cortex frontalis	Eminentia mediana
Physiologische Funktion	Überwachung der Motorik	Regulierung affekt. Funktionen Gedächtnis Lernen	Regulierung affekt. Funktionen Gedächtnis Lernen	Regulierung der Prolaktin-sekretion
Hyperaktivität	Spätdyskinesie	Psychose (positive Symptome)	**Hypoaktivität** im Cortex frontalis: Psychose (negative Symptome)	Prolaktin-abfall
Blockade	Extrapyramidale Symptome	Antipsychotische Wirkung	Antipsychotische Wirkung: Wirkung auf negative Symptome (nur bei geringer Blockade)	Prolaktin-anstieg

Tab. 1: Physiologie und Pathophysiologie der dopaminergen Neuronensysteme

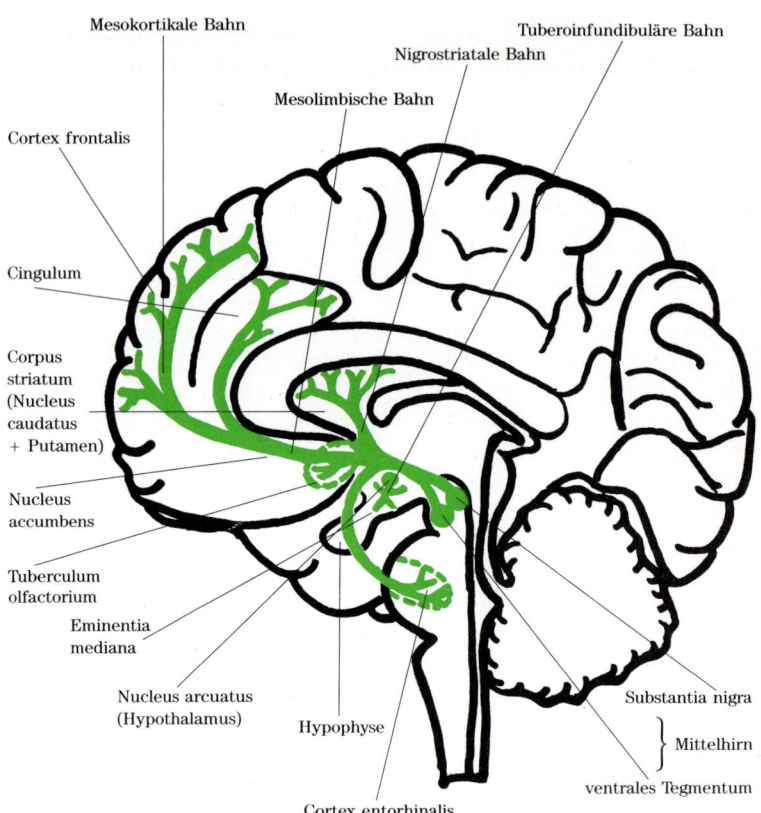

Abb. 2: Die dopaminergen Hauptbahnen im menschlichen Gehirn

Wie bereits angedeutet nimmt der Transmitter Dopamin bei der Erklärung der Wirkung von Neuroleptika eine zentrale Stellung ein.

Synthese, Freisetzung und Inaktivierung von Dopamin

Die gemeinsame Vorstufe der Katecholamine Dopamin und Noradrenalin ist die natürlich vorkommende Aminosäure Tyrosin. Tyrosin tritt direkt aus dem Blut in die Nervenfaser über und wird dort mit Hilfe von Enzymen über L-Dopa zu Dopamin umgewandelt. Dopamin wird nach der Synthese in speziellen Vesikeln in der Synapse gespeichert. Durch elektrische Impulse entlang der Nervenfaser strömen Calcium-Ionen in die Synapse ein und bewirken eine Mobilisierung der Speichervesikel. Sie verschmelzen mit der Membran der Nervenendigung und entleeren ihren Inhalt durch Exozytose in den mit Flüssigkeit gefüllten synaptischen Spalt. Das freigesetzte Dopamin verbreitet sich und wirkt auf die Rezeptoren ein. Die dynamische Wechselwirkung von Dopamin auf die Rezeptoren wird durch die Inaktivierung von Dopamin beendet. Über einen spezifischen Reuptakemechanismus wird Dopamin einerseits wieder in die Nervenendigung aufgenommen und dort enzymatisch durch Monoaminoxidase (MAO) und andererseits extraneuronal durch die Katechol-O-methyl-transferase (COMT) inaktiviert. Der Hauptmetabolit ist die Homovanillinsäure.

Dopamin-Rezeptoren

Biochemisch wurden vor allem zwei Typen von Dopamin-Rezeptoren im ZNS differenziert und zwar postsynaptisch sogenannte D_1- und D_2-Rezeptoren (Abb. 3). Weiterhin existiert ein spezieller Dopamin-Rezeptor, der sich an der präsynaptischen Nervenendigung befindet. Dieser steuert im Sinne eines Feedback-Mechanismus die Ausschüttung von Dopamin in den synaptischen Spalt. Außerdem wird über diesen Rezeptor durch Bildung von cyclo-AMP die Syntheserate des Dopamins beeinflußt. Zusätzlich erfolgt über besondere Dopamin-Autorezeptoren eine Steuerung der Impulsfrequenz dopaminerger Neuronen.

Mit molekularbiologischen Methoden konnten in den letzten Jahren weitere Subtypen identifiziert werden. Gegenwärtig teilt man die Dopamin-Rezeptoren in zwei Familien ein (Abb. 4): Zur D_1-Familie zählen D_1- und D_5-Rezeptoren, während D_2-, D_3-, D_4- und Auto-Rezeptoren (D_{2a}) die D_2-Familie bilden. Alle Dopamin-Rezeptoren bestehen aus einer Proteinkette, die sich 7 mal in Form von Schleifen durch die Plasmamembran windet (Abb. 4). Zudem sind diese Rezeptoren über das dritte intrazelluläre Schleifensegment an unterschiedliche G-Proteine (guaninnucleotidbindende Proteine) gekoppelt, die als Transduktionselemente (Signalübermittler) den Effekt von Rezeptorliganden über ihre Effektorsysteme auf die Second-messenger-Systeme weitervermitteln. Nach ihrer Funktion werden die G-Proteine in stimulierend wirkende Gs-Proteine, in inhibitorisch wirkende Gi-Proteine und in Go-Proteine mit anderer (other) Wirkung eingeteilt.

Über D_1-artige Rezeptoren, gekoppelt an anregend wirkenden Gs-Proteinen, erfolgt eine Stimulierung des Enzyms Adenylatzyklase, das die Bildung von cyclischem Adenosinmonophosphat (cAMP) in der Nervenzelle veranlaßt. Dieses cyclo-AMP wirkt als sogenannter »zweiter Botenstoff« und aktiviert das Enzym Protein-Kinase, das auf Membran-Proteine und Zellkern-Proteine Phosphatgruppen überträgt und so zeitlich befristete Effekte wie Änderung der Durchlässigkeit der Nervenmembran für Ionen, Ausschüttung von Hormonen und langfristige Wirkungen wie Erinnerungsbildung hervorrufen kann.

Bei D_2-artigen Rezeptoren, die an inhibitorischen Gi-Proteinen gebunden sind, wird die Adenylatzyklase und die cyclo-AMP-Bildung aus Adenosintriphosphat (ATP) gehemmt. So wird durch eine Stimulation von D_2-Rezeptoren im tuberoinfundibulären System die Prolaktin-Sekretion durch Inhibition der cAMP-Produktion eingeschränkt. In diesem dopaminergen System sollen nur D_2-Rezeptoren vorhanden sein, während das nigrostriatale System D_1- und D_2-Rezeptoren in hoher Dichte nebeneinander enthält.

Die Interaktion mancher D_2-artiger Rezeptoren mit entsprechenden Go-Proteinen führt zur Öffnung des nahen Kaliumionenkanals; vermehrt strömen Kaliumionen zellauswärts. Die resultierende Hyperpolarisation reduziert die Erregbarkeit des Neurons (Abb. 4).

Hinsichtlich der regionalen Verteilung der diversen Dopamin-Rezeptortypen sei auf Abb. 4 verwiesen. Bemerkenswert ist jedoch, daß insgesamt in limbischen Regionen und im frontalen Kortex bei insgesamt geringerer Rezeptordichte der Anteil der D_1-Rezeptoren vergleichsweise zu D_2-Rezeptoren höher ist.

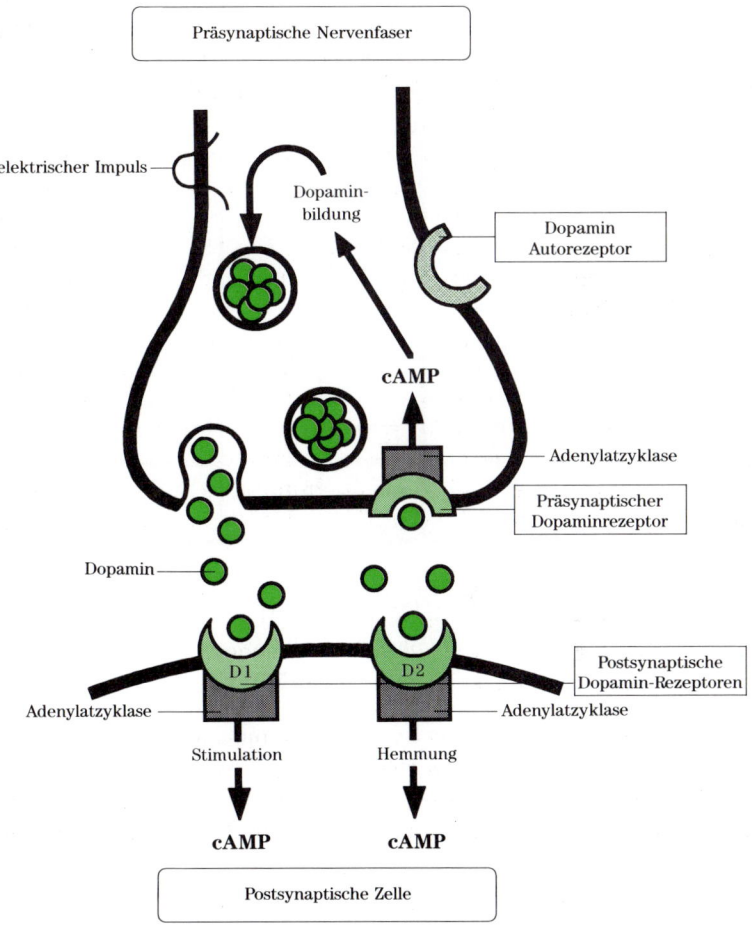

Abb. 3: Diverse Dopamin-Rezeptoren

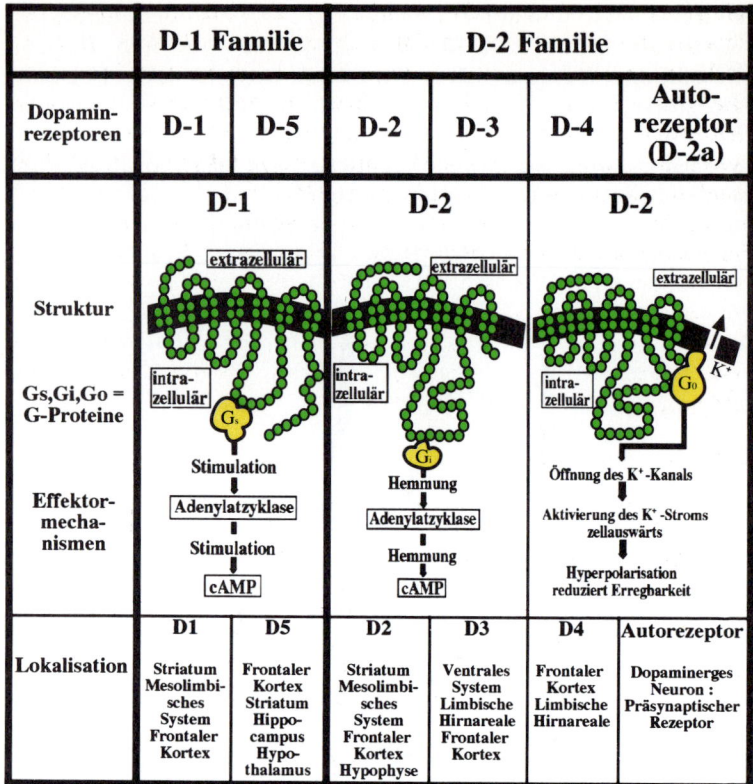

	D-1 Familie		**D-2 Familie**			
Dopamin-rezeptoren	**D-1**	**D-5**	**D-2**	**D-3**	**D-4**	**Auto-rezeptor (D-2a)**
Struktur **Gs,Gi,Go = G-Proteine**	**D-1**		**D-2**		**D-2**	
Effektor-mecha-nismen	Stimulation Adenylatzyklase Stimulation cAMP		Hemmung Adenylatzyklase Hemmung cAMP		Öffnung des K⁺-Kanals Aktivierung des K⁺-Stroms zellauswärts Hyperpolarisation reduziert Erregbarkeit	
Lokalisation	**D1** Striatum Mesolimbisches System Frontaler Kortex	**D5** Frontaler Kortex Striatum Hippocampus Hypothalamus	**D2** Striatum Mesolimbisches System Frontaler Kortex Hypophyse	**D3** Ventrales System Limbische Hirnareale Frontaler Kortex	**D4** Frontaler Kortex Limbische Hirnareale	**Autorezeptor** Dopaminerges Neuron: Präsynaptischer Rezeptor

Abb. 4: Klassifizierung, Struktur und Lokalisation von Dopamin-Rezeptoren
(modifiziert nach Markstein, 1994)

Antipsychotische Wirkung der Neuroleptika

Es ist unbestritten, daß das zentrale dopaminerge System eine gewichtige koordinierende und modulatorische Funktion beim harmonischen Zusammenspiel mit anderen neuronalen Systemen ausübt. Daher können örtlich limitierte Störungen der dopaminergen Neurotransmission aufgrund der komplexen Vernetzung neuronaler Systeme grundlegende neuronale Fehlregulationen in anderen Hirnregionen bewirken.

Neuere Erkenntnisse aus tierexperimentellen Untersuchungen deuten darauf hin, daß der frontale Kortex die dopaminerge Aktivität subkortikaler limbischer Systeme hemmend beeinflußt. Eine dopaminerge Minderaktivität im frontalen Kortex führt demnach mittelbar zu dopaminergen Überaktivitäten in subkortikal limbischen Hirnarealen mit weiteren neuronalen Funktionsstörungen. Während die schizophrene Minussymptomatik (Antriebsstörungen, gedankliche und sprachliche Verarmung, Affektverflachung und soziale Rückzugstendenzen) mit einer dopaminergen Minderaktivität im frontalen Kortex in Verbindung gebracht wird, wird die schizophrene Plussymptomatik (akut-produktive Symptome: Wahnvorstellungen, Halluzinationen und Denkstörungen) mit dopaminergen Hyperaktivitäten in subkortikal limbischen Hirnregionen erklärt.

Das primäre Wirkprinzip aller Neuroleptika beruht auf der Dämpfung des pathologisch überaktiven Dopamin-Systems in limbischen Hirnarealen. Die antipsychotische Wirkung der Neuroleptika besteht somit in einer wirksamen Dopamin-Rezeptorenblockade, in erster Linie der postsynaptischen D_2-Rezeptoren. Dadurch wird die Effektivität des Dopamins als Transmitter reduziert. Entsprechende Versuche, mit neuen Substanzen andere Dopamin-Rezeptoren selektiv zu beeinflussen, brachten noch keine überzeugenden Ergebnisse. Der D_2-Rezeptor gilt also weiterhin als die Zielstruktur zur Behandlung psychotischer Phänomene (Abb. 5).

Abb. 5: Blockade postsynaptischer Dopamin-D_2-Rezeptoren durch Neuroleptika

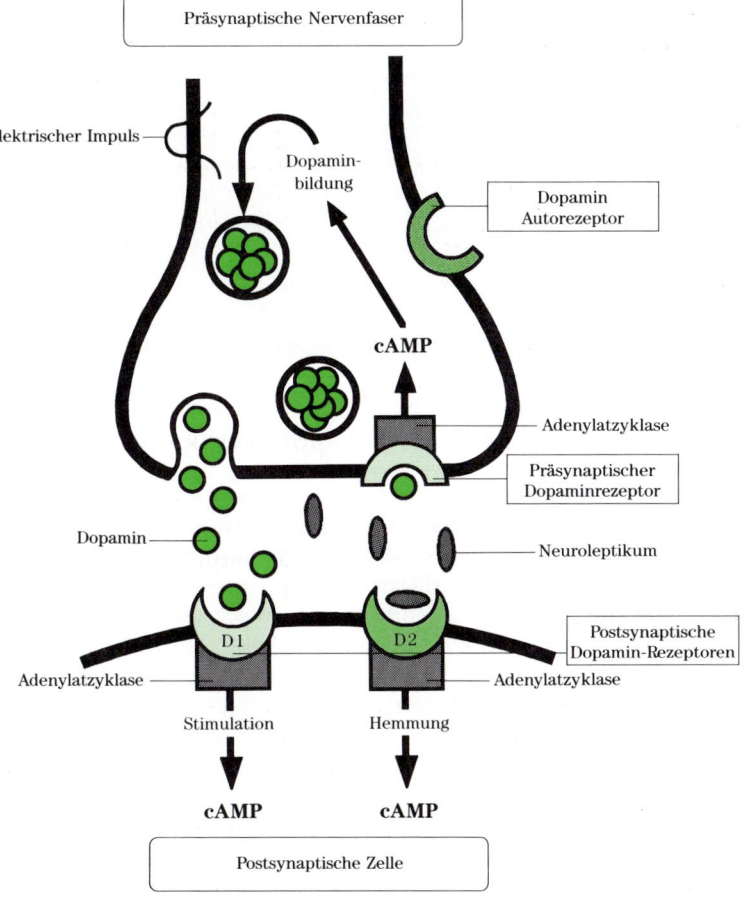

Die einzelnen Neuroleptika besitzen allerdings eine unterschiedliche Affinität zu den D_1- und D_2-Rezeptoren.
Die Phenothiazine Perphenazin und Fluphenazin zeigen eine etwas höhere Affinität zu D_2- als zu D_1-Rezeptoren. Die Butyrophenone Haloperidol und Diphenylbutylpiperidine Pimozid blockieren D_2-Rezeptoren wesentlich stärker als D_1-Rezeptoren, während Benzamide wie Sulpirid praktisch nur D_2-Rezeptoren antagonisieren. Die Thioxanthene Flupentixol und Clopenthixol blockieren D_1- und D_2-Rezeptoren fast in gleichem Ausmaß (Tab. 2).

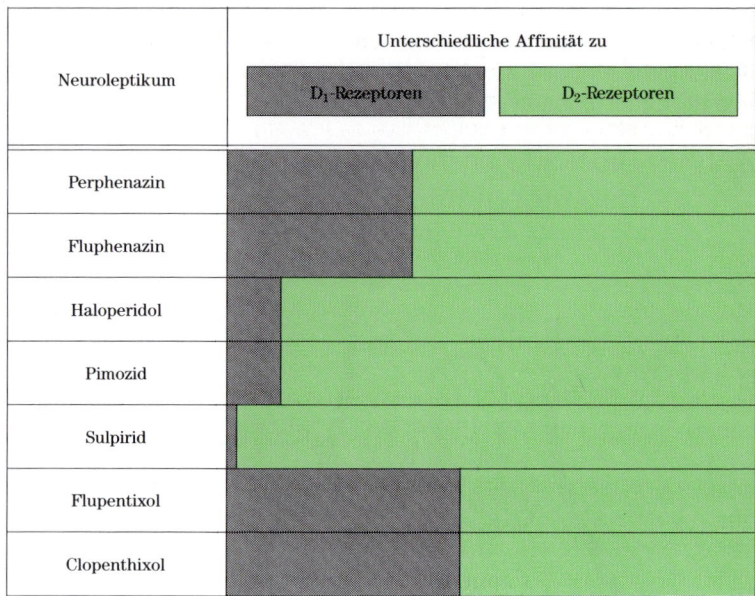

Tab. 2: Unterschiedliche Affinität verschiedener Neuroleptika zu D_1- und D_2-Rezeptoren

Die einzelnen Neuroleptika können außer Dopamin-Rezeptoren noch Rezeptoren der Überträgerstoffe Noradrenalin, Serotonin, Acetylcholin und Histamin blockieren. Diese erweiterte Rezeptorenblockade erklärt die sedierenden, blutdrucksenkenden und viele andere vegetative Nebenwirkungen der Neuroleptika. Haloperidol blockiert neben Dopamin-Rezeptoren in deutlich schwächerer Ausprägung Serotonin- und Noradrenalin-Rezeptoren. Fluphenazin blockiert schwach auch Serotonin-, Noradrenalin- und Histamin-Rezeptoren. Sulpirid antagonisiert neben D_2-Rezeptoren keine anderen Neurotransmitterrezeptoren in nennenswerter Weise.
Thioridazin blockiert neben D_2-Rezeptoren Serotonin-, Noradrenalin-, Histamin- und Acetylcholin-Rezeptoren. Eine in etwa vergleichbare Rezeptorenblockade findet sich übrigens beim Clozapin (Cloza-

pin darf aufgrund möglicher schwerwiegender Nebenwirkungen nur bei spezieller Verordnungserlaubnis kontrolliert eingesetzt werden!).

Die anticholinerge Aktivität von Thioridazin und Clozapin (beim Clozapin besonders stark ausgeprägt) erklärt zum Teil die sehr geringen, beim Clozapin sogar fehlenden extrapyramidalmotorischen Nebenwirkungen. Vorteilhaft scheint in diesem Zusammenhang auch vor allem der beachtliche antiserotonerge Effekt des Clozapins zu sein. Außerdem wirken Thioridazin und Clozapin selektiv, das heißt sie blockieren in erster Linie die Dopamin-Rezeptoren im limbischen System und entfalten damit ihre antipsychotische Wirkung. Im Gegensatz zu anderen Neuroleptika haben sie auch zeitlich nur äußerst geringe blockierende Eigenschaften im dopaminergen nigrostriatalen Neuronensystem. Aufgrund dieser selektiven Wirkungsweise treten extrapyramidalmotorische Störungen sowie auch die Spätdyskinesie nur selten bzw. überhaupt nicht auf. Übrigens blockieren auch Sulpirid, Melperon und Pipamperon gering die Dopamin-Rezeptoren im nigrostriatalen Neuronensystem.

Inwieweit auch die präferentielle Bindung von Clozapin an Dopamin-D_4-Rezeptoren (seine Affinität für D_4-Rezeptoren ist etwa 10-15 mal höher als für D_2-Rezeptoren) in pharmakologischer Hinsicht für das außergewöhnliche atypische Wirkprofil von Bedeutung ist, kann zur Zeit noch nicht beurteilt werden. Ein Neuroleptikum gilt im übrigen in seiner klinischen Wirkung als atypisch, wenn es trotz guter antipsychotischer Wirksamkeit (bei zusätzlich günstiger Beeinflußbarkeit von schizophrener Minussymptomatik) keine oder kaum unerwünschte motorische Nebenwirkungen wie Dystonien, Parkinsonoid oder Akathisie aufweist und ein geringes Risiko für die Auslösung von Spätdyskinesien darstellt.

Die Kriterien für eine Akzeptanz als atypisches Neuroleptikum erfüllt zum Beispiel Clozapin. Hinzu kommt, daß Clozapin in vielen Fällen noch wirksam ist, wenn die klassischen Neuroleptika versagen. Zusätzlich wird auch die günstige Wirkung von Clozapin auf die schizophrene Minussymptomatik beschrieben.

Wie bereits dargelegt stellt der Dopamin-D_2-Antagonismus noch stets die Basiskomponente der Wirksamkeit der Neuroleptika gegenüber der Plussymptomatik der Schizophrenie dar. Limitierende Faktoren bei einem Einsatz von potenten postsynaptischen Dopamin-D_2-Antagonisten sind jedoch die zum Teil ausgeprägten extrapyramidalen Nebenwirkungen, die ein deutliches Zeichen für eine Dosisreduktion bedeuten. Möglichst niedrige, individuell angepaßte Dosierungen vermeiden häufig die störenden extrapyramidalen Nebenwirkungen und verbessern dadurch die oft mangelnde Compliance der Patienten. Allerdings führt eine Überblockade von postsynaptischen Dopamin-D_2-Rezeptoren durch Neuroleptika im nigrostriatalen System, in der Regel beginnend bei einer mehr als 70 prozentigen Rezeptorbesetzung, gehäuft zu extrapyramidalen Symptomen und in anderen Hirnregionen zu einer sekundären Negativsymptomatik.

Inzwischen bestätigten neuere Forschungsergebnisse, daß funktionelle Wechselwirkungen zwischen dem serotoninergen und dopaminergen System bestehen. Eine besondere Rolle spielt neben dem Dopamin-D_2-Rezeptor insbesondere die Serotonin-5-HT_2-Bindungsstelle. Es wurde nämlich beobachtet, daß bei gleichzeitiger ausgewogener Blockade dieser Rezeptoren durch Ritanserin, einem spezifischen, zentral wirksamen 5-HT_2-Antagonisten in Kombination mit einem selektiven D_2-Antagonisten die Minus- und Affektsymptomatik in günstiger Weise reduziert und extrapyramidalmotorische Störungen erheblich abgeschwächt werden konnten, während die Plussymptomatik gleichzeitig unter Kontrolle blieb. Somit erweitert der Serotonin-5-HT_2-Antagonismus die therapeutische Wirkung der Neuroleptika und optimiert zugleich die Compliance.

Aufgrund dieser Schlußfolgerung wurde das atypische Benzisoxazol-Antipsychotikum Risperidon, eine Verbindung mit überwiegendem 5-HT_2- und potentem Dopamin-D_2-Antagonismus, entwickelt. Invitro-Bindungsstudien stellten Risperidon als einen äußerst potenten Serotonin-5-HT_2-Antagonisten mit gleichzeitiger Affinität zu den Dopamin-D_2-, Histamin-H_1- und Alpha-1-adrenergen Rezeptoren, jedoch ohne Affinität zu den cholinergen Muscarin-Rezeptoren, dar. Während viele klassische Neuroleptika primär die Dopamin-D_2-Rezeptoren blockieren, besitzt Risperidon eine etwa 20fach höhere Affinität zu den Serotonin-5-HT_2-Rezeptoren als zu den Dopamin-D_2-Rezeptoren.

Im Vergleich zu den ebenfalls atypischen Neuroleptika Zotepin und Clozapin scheint bei Risperidon dieses Affinitätsverhältnis besonders ausgewogen zu sein: Niedrige Dosierungen von Risperidon führen bereits zu einer Besetzung der 5-HT_2-Rezeptoren, während Dopamin-D_2- bzw. Histamin-H_1-Rezeptoren noch weitestgehend unbeeinflußt bleiben. Eine Blockade von 5-HT_2-Rezeptoren bewirkt aber gleichzeitig eine Stimulation von 5-HT_{1A}-Rezeptoren, die schließlich zu einer Aktivierung des Dopaminstoffwechsels vor allem im frontalen Kortex führt (Abb. 6).

Hierdurch kann die Wirkung des Risperidons für die Therapie der chronischen Schizophrenie mit überwiegender Minussymptomatik erklärt werden. Bei etwas höheren Dosen ist mit Risperidon ein günstiger Einfluß auf Minus- und Plussymptomatik, ohne jedoch kaum extrapyramidale Symptome zu erzeugen, zu erwarten. Vergleichsweise zu Haloperidol wird hier der antipsychotische Effekt durch einen niedrigeren Besetzungsgrad der D_2-Rezeptoren (insbesondere in limbischen Arealen) erreicht, wobei gleichzeitig ein geringeres Risiko für ein neurologisches Ungleichgewicht in diversen Hirnregionen resultiert. Bei höheren Dosen werden ausgeprägtere Effekte bezüglich der Plussymptomatik erzielt, wobei jedoch der Dopamin-Antagonismus durch den vorherrschenden Serotonin-Antagonismus moduliert wird, sodaß extrapyramidale Nebenwirkungen in der Regel nur in geringerem Ausmaß zu erwarten sind. Der modulierende Effekt wirkt schließlich einer Überblockade von postsynaptischen Dopamin-D_2-Rezeptoren im Nigrostriatum entgegen.

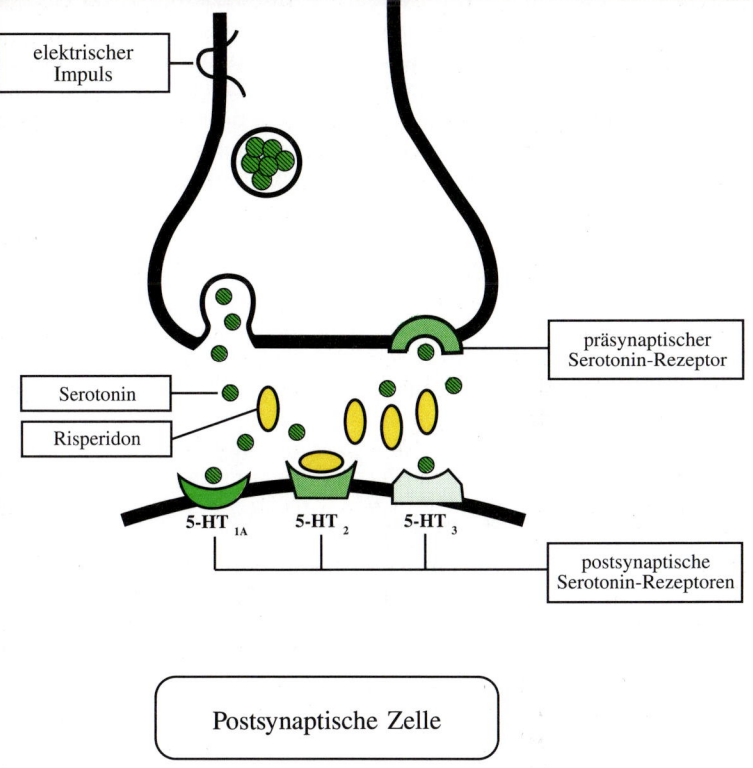

Abb. 6: Blockade postsynaptischer Serotonin-5-HT$_2$-
Rezeptoren durch Risperidon

Das Gleichgewicht einer vollständigen 5-HT$_2$-Rezeptorenbesetzung
und einer teilweisen D$_2$-Rezeptorenokkupation bietet somit die
Grundlage für die günstige therapeutische Wirkung von Risperidon
sowohl auf die positive als auch auf die negative Symptomatik der
Schizophrenie bei einer gleichzeitig geringen Neigung zu extrapyramidalen Nebenwirkungen.
Neben Risperidon können auch Zotepin, Olanzapin, Sertindol, Quetiapin und Ziprasidon als S$_2$/D$_2$-artige Antagonisten (SDA-Anti-
psychotika) eingestuft werden.

Unterschiedliche Effekte bei akuter bzw. chronischer Gabe von Neuroleptika

Klassische Neuroleptika haben sich vor allem bei der Behandlung akut-produktiver Symptome der Schizophrenie, die auf einer Überaktivität des dopaminergen Systems beruhen, bewährt. Da bei der schizophrenen Minussymptomatik, die ein besonderes therapeutisches Problem darstellt, die dopaminerge Aktivität eher vermindert ist, sprechen hier im Gegensatz zu den atypischen Antipsychotika die traditionellen Neuroleptika in der Regel nicht befriedigend an. Deren biochemische Wirkungsweise wird nachfolgend dargestellt.

Eine akute Gabe von Neuroleptika entwickelt andere Wirkungen als eine chronische Verabfolgung (Abb. 7).

Abb. 7: Biochemische Wirkungsweise von Neuroleptika

a) Normalzustand der Dopamin-Freisetzung

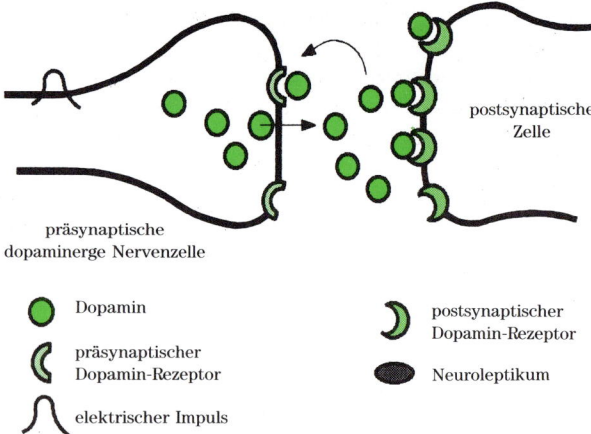

präsynaptische
dopaminerge Nervenzelle

postsynaptische Zelle

○ Dopamin

(präsynaptischer Dopamin-Rezeptor

⌒ elektrischer Impuls

) postsynaptischer Dopamin-Rezeptor

⬤ Neuroleptikum

b) Pathologischer Zustand beim Psychotiker mit akut-produktiver Symptomatik (schizophrene Plussymptomatik): exzessive Freisetzung von Dopamin und Überstimulation postsynaptischer Dopamin-Rezeptoren

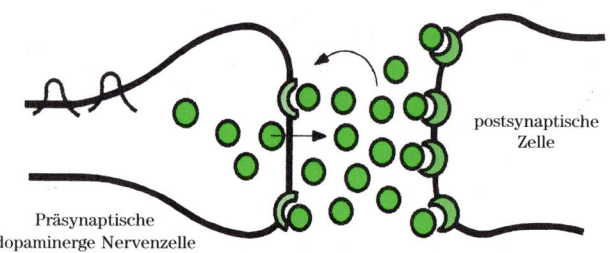

Präsynaptische
dopaminerge Nervenzelle

postsynaptische Zelle

c) Akute Applikation von Neuroleptika

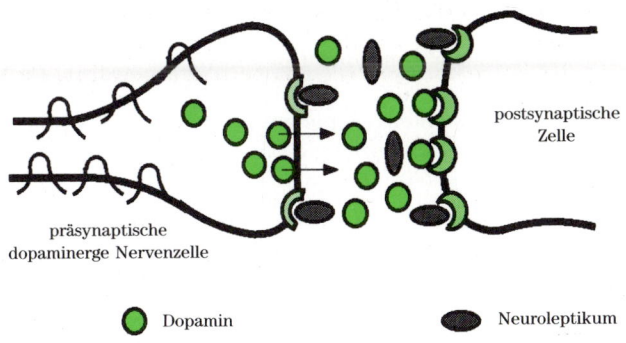

postsynaptische
Zelle

präsynaptische
dopaminerge Nervenzelle

○ Dopamin   ● Neuroleptikum

Bei akuter Gabe von Neuroleptika löst die Blockade der präsynaptischen Dopamin-Rezeptoren eine vermehrte Dopamin-Synthese und
Dopamin-Ausschüttung aus. Gleichzeitig ist die Blockade postsynaptischer Dopamin-Rezeptoren mit einer ausgleichenden Steigerung
der Dopamin-Feuerungsfrequenz verbunden. Beide Blockaden verursachen somit eine vermehrte Dopamin-Freisetzung in den synaptischen Spalt. Daher kann eine ausreichende Blockade postsynaptischer Dopamin-Rezeptoren durch Neuroleptika noch nicht erfolgen.
Auch die Entwicklung von Frühdyskinesien, die schon nach kurz-
dauernder Verabreichung von Neuroleptika auftreten können, beruhen auf einer Überstimulation des nigrostriatalen Neuronen-
systems.

d) Längerdauernde Neuroleptikaverabfolgung

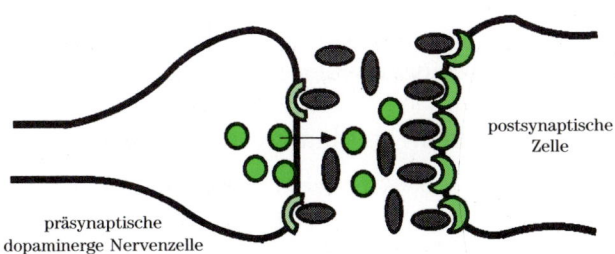

postsynaptische
Zelle

präsynaptische
dopaminerge Nervenzelle

Bei längerdauernder Neuroleptikaverabreichung kommt die neuronale Aktivität aufgrund der vorhergehenden Überstimulation fast
zum Stillstand. Im synaptischen Spalt bewegen sich im Vergleich zu

Dopamin wesentlich mehr Neuroleptikamoleküle, die jetzt zu einer wirksamen Blockade postsynaptischer Dopamin-Rezeptoren verbunden mit einer ausreichenden antipsychotischen Wirkung führen können. Dies erklärt auch, warum die volle antipsychotische Wirkung erst nach einiger Zeit eintreten kann.

Nach längerdauernder Gabe von Neuroleptika kommt es allerdings zu einer Überempfindlichkeit (Supersensitivity) postsynaptischer Rezeptoren und gleichzeitig durch die Blockade zu einer Erhöhung der Rezeptorenanzahl, insbesondere der D_2-Rezeptoren im Striatum – ein Anpassungsmechanismus, um die Blockade zu überwinden.

Eine Spätdyskinesie wird übrigens oftmals erst dadurch sichtbar, wenn nach Absetzen oder Verringerung einer chronischen Neuroleptikamedikation die wieder freigewordenen überempfindlichen postsynaptischen Dopamin-Rezeptoren überreaktiv auf freigesetztes Dopamin ansprechen. Eine erneute Erhöhung der Neuroleptikadosis würde wieder eine verstärkte Rezeptorenblockade bewirken und damit zu einem Überdecken der Spätdyskinesie führen.

Nach neueren Untersuchungen kann eine langfristige Gabe von Neuroleptika, sicherlich in unterschiedlichem Ausmaß, zusätzlich zu einer Verringerung von Gamma-Aminobuttersäure — ergen Neuronen im Striatum führen. Simultan erfolgt eine Reduzierung der Aktivität des GABA — synthetisierenden Enzyms Glutaminsäure — Decarboxylase in Pallidum und Substantia nigra. Diese neuen Erkenntnisse können das Entstehen einer tardiven Dyskinesie miterklären.

Biochemische Wirkungsweise der Antidepressiva

Bei Untersuchungen über die Wirkung der Antidepressiva stehen hauptsächlich die Überträgerstoffe Noradrenalin und Serotonin im Mittelpunkt.

Synthese, Freisetzung und Inaktivierung von Noradrenalin

Noradrenalin entsteht in noradrenergen Neuronen aus der Aminosäure Tyrosin. Sie wird über L-Dopa umgewandelt zu Dopamin, das in die synaptischen Speichervesikel eingelagert wird. Dort erfolgt enzymatisch die Umwandlung zu Noradrenalin. Die Ausschüttung von Noradrenalin erfolgt durch einen Calcium-Ionen-abhängigen Exozytoseprozeß.

Noradrenalin erregt in erster Linie postsynaptische Alpha -1- und Beta -1- Rezeptoren. Über Beta-Rezeptoren wird das Enzym Adenylatzyklase stimuliert, das ATP in cAMP umwandelt und weitere Wirkungen veranlaßt.

Noradrenalin erregt auch präsynaptische Alpha-2-Rezeptoren mit dem Ziel einer geordneten Noradrenalin-Freisetzung.
Die biologische Inaktivierung von Noradrenalin vollzieht sich hauptsächlich über einen aktiven Reuptake-Mechanismus durch die präsynaptische neuronale Membran. Der größte Teil des wiederaufgenommenen Noradrenalins wird durch entsprechende Enzyme zu Methoxy-hydroxyphenylglykol (MHPG) metabolisiert.

Synthese, Freisetzung und Inaktivierung von Serotonin

Serotonin wird aus der Aminosäure Tryptophan gebildet. Sie wird enzymatisch über 5 - Hydroxytryptophan zu Serotonin umgewandelt. Der Abbau von Serotonin erfolgt durch die Monoaminoxydase und Aldehyddehydrogenase zu 5 - Hydroxyindolessigsäure.

Unterschiedliche Effekte bei akuter bzw. längerdauernder Gabe von Antidepressiva

Bei akuter Verabreichung (TCA, SNRI) wird hauptsächlich die neuronale Wiederaufnahme von Noradrenalin und Serotonin gehemmt, während bei längerdauernder Gabe Empfindlichkeitsveränderungen prä- und postsynaptischer Rezeptoren (präsynaptisch: noradrenerge Alpha-2-Rezeptoren; postsynaptisch: noradrenerge Alpha-1-Rezeptoren, noradrenerge Beta-1-Rezeptoren, Serotonin-Rezeptoren) resultieren .
Die Hemmung der neuronalen Wiederaufnahme von Noradrenalin und Serotonin durch Antidepressiva und die damit verbundene Anreicherung dieser Transmitter im synaptischen Spalt ist insofern von Bedeutung, weil beim Krankheitsbild der Depression teilweise eine Dysbalance der Neurotransmitter Noradrenalin und Serotonin bzw. eine Verminderung dieser Überträgersubstanzen diskutiert wird.
Zum anderen führen antidepressiv wirksame Monoaminoxidase (MAO)-Hemmer durch Inhibition der Monoaminoxidase-A, die vorwiegend für den Abbau von Noradrenalin und Serotonin verantwortlich ist, zu einer regulativen Erhöhung der Konzentration von Noradrenalin und Serotonin in der Synapse. Während Moclobemid selektiv die MAO-A hemmt (Wirkprinzip RIMA: Reversible Inhibition der Monoaminoxidase-A, Abb. 8), inhibiert Tranylcypromin nicht selektiv die beiden Enzyme MAO-A und MAO-B (MAO-B hat übrigens eine andere biologische Funktion).
Weiterhin führt nach neuesten Resultaten eine längerfristige Gabe von Antidepressiva zu einer ausgeprägten Verstärkung der GABA-ergen Aktivität im Frontalhirn (GABA-erge Aktivität ist bei der Depression herabgesetzt). Schließlich können auch Antidepressiva eine Verstärkung der Dopaminaktivität im mesolimbischen Bereich bewirken (z. B. Sulpirid $\leq$ 300 mg/die). Eine Ausnahme hinsichtlich dieser verschiedenen biochemischen Wirkmechanismen bildet übrigens Mianserin, indem es eine präsynaptische noradrenerge Alpha-2-rezeptorblockierende Wirkung besitzt, wodurch schließlich die Noradrenalin-Ausschüttung erhöht wird. Das nachgeschaltete nor-

adrenerge Neuron erhält somit ein intensiveres noradrenerges Signal. Dadurch wird die Impulsrate der postsynaptischen noradrenergen Neuronen erhöht. Die serotonerge Neurotransmission wird durch das spezifisch noradrenerg wirkende Mianserin kaum stimuliert.

Im Gegensatz zu Mianserin verstärkt das noradrenerge und spezifisch serotonerge Antidepressivum Mirtazapin (NaSSA), das ebenfalls über die Blockade präsynaptischer somatodendritischer Noradrenalin-Alpha-2-Autorezeptoren primär die noradrenerge Signalübertragung erhöht, gleichzeitig die serotonerge Neurotransmission. Dabei resultiert eine spezifische Aktivierung der für den antidepressiven Effekt bedeutsamen postsynaptischen Serotonin-5-HT$_{1A}$-Rezeptoren. Serotonerge Nebenwirkungen (Agitation, Schlaf-

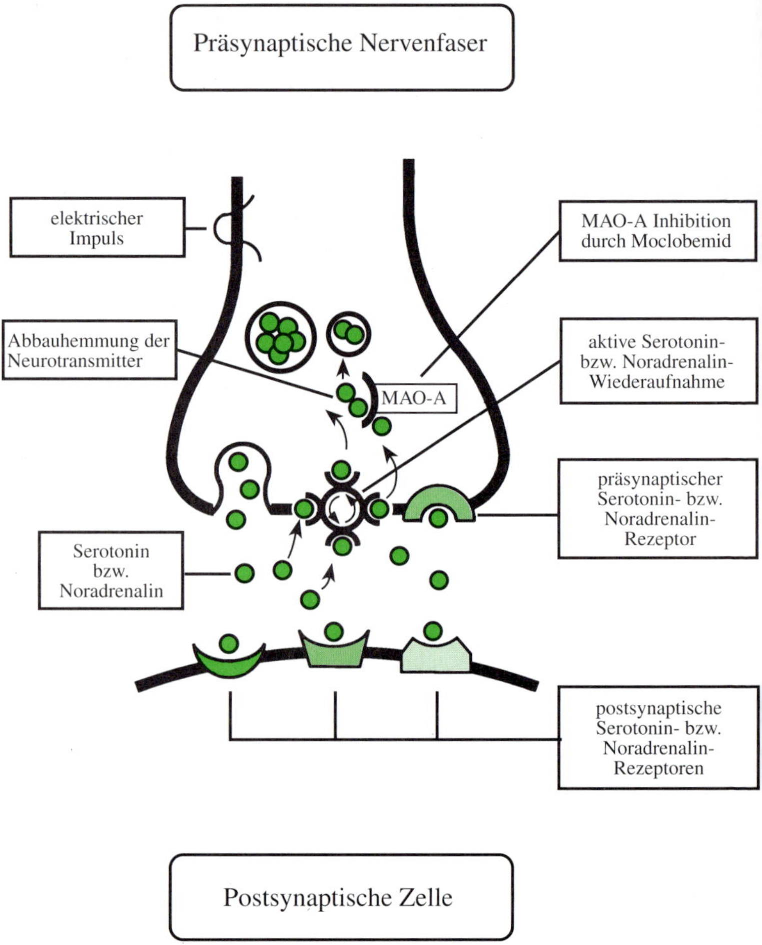

Präsynaptische Nervenfaser

elektrischer Impuls

MAO-A Inhibition durch Moclobemid

Abbauhemmung der Neurotransmitter

MAO-A

aktive Serotonin- bzw. Noradrenalin- Wiederaufnahme

präsynaptischer Serotonin- bzw. Noradrenalin- Rezeptor

Serotonin bzw. Noradrenalin

postsynaptische Serotonin- bzw. Noradrenalin- Rezeptoren

Postsynaptische Zelle

Abb. 8: Hemmung des Transmitterabbaus über die selektive reversible MAO-A-Inhibition durch Moclobemid

störungen, Sexualstörungen, gastrointestinale Nebenwirkungen) infolge der Aktivierung von 5-HT_2- und 5-HT_3-Rezeptoren zeigen sich nicht unter Mirtazapin, weil es diese Rezeptoren blockiert (siehe auch Abb. 12).

Die Antidepressiva hemmen unterschiedlich die neuronale Wiederaufnahme von Noradrenalin bzw. Serotonin (Tab. 3).

Es wird unterschieden zwischen hochselektiven Noradrenalin-Wiederaufnahmehemmern (z. B. Maprotilin) bzw. hochselektiven Serotonin-Wiederaufnahmehemmern (z. B. Citalopram, Fluvoxamin, Fluoxetin, Paroxetin, Sertralin) und solchen antidepressiven Substanzen, die hinsichtlich dieser beiden Mechanismen ein gemischtes Bild zeigen (z. B. Amitriptylin, Doxepin, Imipramin, Venlafaxin). Dagegen ist Trimipramin bezüglich der Aminaufnahmehemmung als atypisches Antidepressivum zu bewerten: Seine antidepressive Wirkung wird hauptsächlich durch für diese Substanz einzigartigen Sensibilisierungen neuronaler Strukturen erklärt. Außerdem normalisiert Trimipramin eine erhöhte Cortisolausschüttung, die häufig bei depressiven Patienten aufgrund einer Überaktivität der Hypothalamus-Hypophysen-Nebennierenrinden-Achse nachweisbar ist. In Ergänzung zur Aminmangelhypothese ist schließlich die cholinerg-aminerge Imbalance-Theorie depressiver Erkrankungen zu erwähnen. Aufgrund der gegenseitigen Abhängigkeit der cerebralen cholinergen und katecholaminergen Systeme wird allgemein ein Zusammenhang zwischen einer erhöhten cholinergen Aktivität und der Depression diskutiert. Somit ergibt sich möglicherweise ein weiterer therapeutischer Ansatzpunkt für Antidepressiva, die deutliche anticholinerge Wirkungen entfalten.

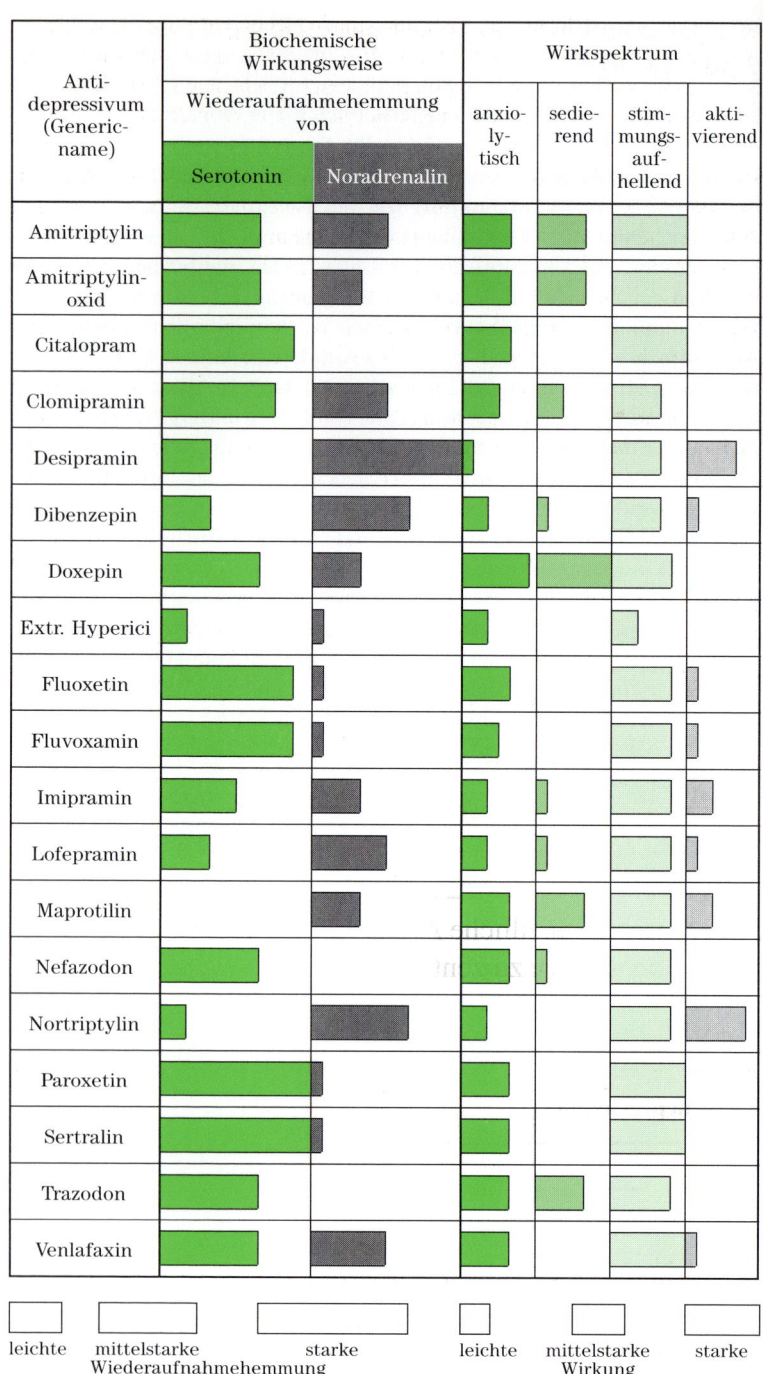

leichte mittelstarke starke Wiederaufnahmehemmung leichte mittelstarke starke Wirkung

Tab. 3: Biochemische Wirkungsweise und Wirkspektrum einiger Antidepressiva

Blockade von Neurotransmitterrezeptoren durch Antidepressiva

Antidepressiva vermögen auch verschiedene Neurotransmitterrezeptoren zu blockieren. Z. B. blockieren Amitriptylin, Doxepin, Trimipramin, Mianserin und Maprotilin Histamin-Rezeptoren; daraus lassen sich die sedativen Wirkungen dieser Antidepressiva erklären (Tab. 4).

Aus einer Blockade von Acetylcholinrezeptoren durch die trizyklischen Antidepressiva Amitriptylin, Clomipramin, Doxepin etc. resultieren die anticholinergen Nebenwirkungen (Tab. 5). Durch die Antagonisierung von Noradrenalin-Rezeptoren ergeben sich z. B. für Amitriptylin, Doxepin, Clomipramin u. a. sedative und blutdrucksenkende Wirkungen.

Dagegen zeigen SSRI und SNRI (Venlafaxin) eine geringe, kaum nennenswerte Affinität zu Histamin-, Acetylcholin- und Noradrenalin-Rezeptoren und verursachen daher nur minimale anticholinerge sowie kardiovaskuläre Nebenwirkungen, außerdem treten keine sedativen Wirkungen auf. Allerdings sind gelegentlich serotonerge Nebenwirkungen wie Agitation, Schlafstörungen, Sexualstörungen und gastrointestinale Nebenwirkungen zu beobachten.

Antidepressivum	unterschiedliche Affinität zu Histamin-H$_1$-Rezeptoren
Doxepin	
Trimipramin	
Mianserin	
Amitriptylin	
Maprotilin	

Tab. 4: Unterschiedliche Affinität verschiedener Antidepressiva zu zentralen Histamin-H$_1$-Rezeptoren

Antidepressivum	unterschiedliche Affinität zu Acetylcholin-Rezeptoren
Amitriptylin	
Clomipramin	
Trimipramin	
Doxepin	
Imipramin	

Tab. 5: Unterschiedliche Affinität verschiedener Antidepressiva zu zentralen Acetylcholin-Rezeptoren

Wirkungsweise der Antidepressiva

Abb. 9: Darstellung der biochemischen Wirkungsweise der
Antidepressiva (generell)

a) Normalzustand der Transmitterfreisetzung und -wirkung

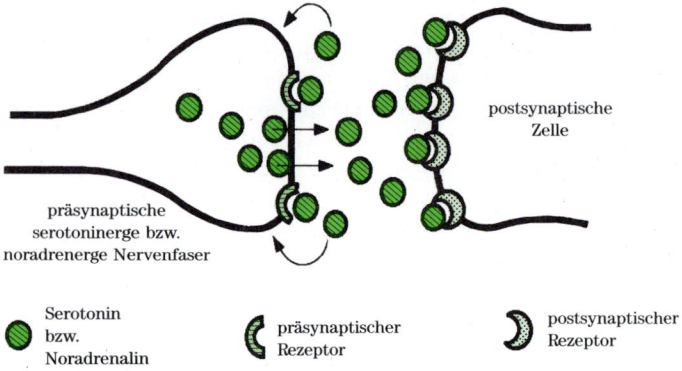

b) Pathologischer Zustand beim depressiven Kranken

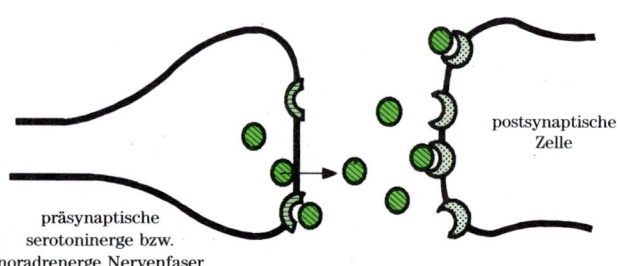

Für die postsynaptischen Rezeptoren stehen weniger Neurotransmitter
(Serotonin bzw. Noradrenalin) zur Verfügung. Dadurch ist die durch sie vermittelte physiologische Wirkung beeinträchtigt.

c) Akute Gabe von Antidepressiva

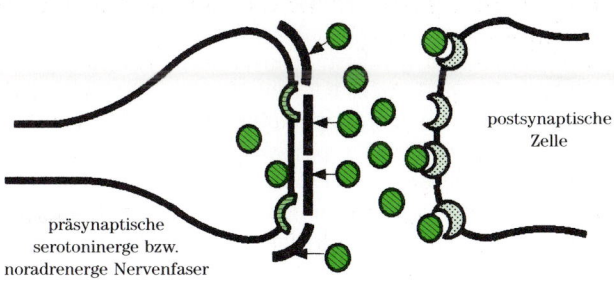

Bei akuter Gabe von Antidepressiva (TCA, SSRI, SNRI, DSA) erfolgt eine Hemmung der neuronalen Wiederaufnahme von Serotonin bzw. Noradrenalin. Die Neurotransmitter befinden sich in erhöhter Konzentration im synaptischen Spalt.

d) Längerfristige Gabe von Antidepressiva (antidepressiver Effekt)

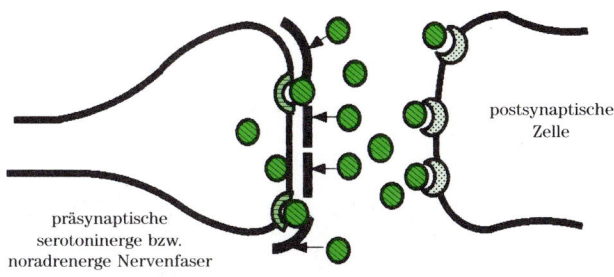

Bei längerfristiger Gabe von Antidepressiva erfolgt ebenfalls eine neuronale präsynaptische Transmitter-Wiederaufnahmehemmung (Noradrenalin, Serotonin). Über längere Zeit ist jetzt die Konzentration der Transmitter im synaptischen Spalt und an den prä- bzw. postsynaptischen Rezeptoren erhöht. Dies hat zur Folge, daß kompensatorisch sich die Zahl postsynaptischer noradrenerger Beta-1-Rezeptoren verringert (»Beta-down-regulation«). Gleichzeitig resultiert eine verminderte Empfindlichkeit der Rezeptoren.

Präsynaptische noradrenerge Alpha -2-Rezeptoren werden weniger empfindlich und regulieren gleichzeitig die weitere Noradrenalin-Freisetzung. Postsynaptische Alpha -1-Rezeptoren werden dagegen überempfindlich. Funktionell betrachtet erwirken Beta-down-Regulation und Supersensitivität von Alpha -1-Rezeptoren synergistisch eine Antriebssteigerung.

Im serotonergen System kann es bei längerfristiger Gabe von Antidepressiva zu einer Über- bzw. Minderempfindlichkeit von Serotonin-Rezeptoren kommen. Eine Supersensitivität postsynaptischer Serotonin-Rezeptoren scheint aber zu überwiegen. Vielleicht haben sogar Sensitivitätsänderungen noradrenerger Rezeptoren darauf Einfluß. Auch eine durch Antidepressivagabe erzielte Verstärkung der Dopaminaktivität im mesolimbischen Neuronensystem führt letztlich zu einer Steigerung des Antriebs.

Unabhängig von all diesen komplexen Wirkungen rufen längerfristig verabreichte Antidepressiva GABA-erge Wirkungen hervor. Sie bewirken eine Steigerung der GABA-ergen Aktivität im Frontalhirn (verstärkte GABA-B-Rezeptorenbindung).

Schließlich ergibt sich aufgrund der sich letztlich ausgleichenden Rezeptoreneigenschaften eine Verbesserung in der noradrenergen, serotonergen, GABA-ergen, cholinergen und auch dopaminergen Übertragung im Sinne einer physiologischen Regulierung an den Synapsen.

All diese Vorgänge erklären auch, warum eine klinische Besserung der depressiven Symptomatik in der Regel erst nach 8- bis 14-tägiger Behandlungsdauer eintreten kann.

Abb. 10: Detaildarstellung der biochemischen Wirkungsweise der selektiven Serotonin-Wiederaufnahmehemmer

a) Mechanismus der aktiven Serotonin-Wiederaufnahme

Präsynaptische Nervenfaser

elektrischer Impuls

aktive Serotonin-Wiederaufnahme

präsynaptischer Serotonin-Rezeptor

Serotonin

$5 - HT_{1A}$ $5 - HT_2$ $5 - HT_3$

postsynaptische Serotonin-Rezeptoren

Postsynaptische Zelle

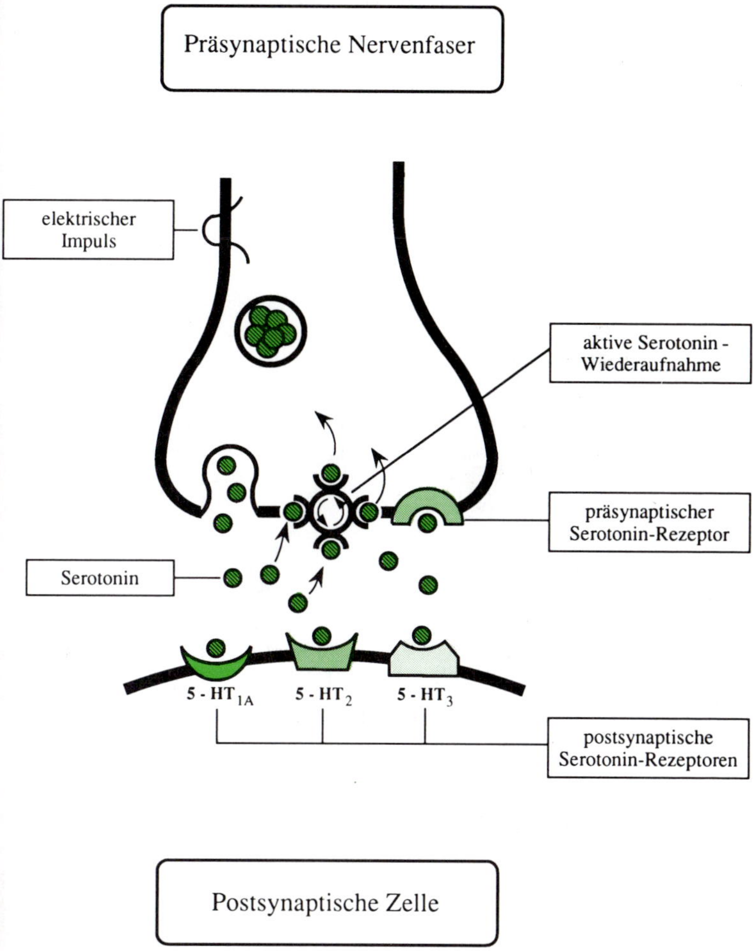

Bei Untersuchungen über die biochemische Wirkungsweise der Antide-pressiva sind, wie bereits dargestellt, in erster Linie die Neurotransmitter Noradrenalin und Serotonin von Relevanz. In jüngster Zeit konzentriert sich die Forschung allerdings immer mehr auf die Funktionsweise des sero-tonergen Systems:

In den synaptischen Spalt freigesetztes Serotonin verbreitet sich und wirkt auf die diversen Serotonin-Rezeptoren ein, wodurch sich die gewünschten physiologischen Wirkungen ergeben. Die dynamische Wechselwirkung

von Serotonin auf die Rezeptoren wird durch die Inaktivierung von Serotonin beendet. Über einen spezifischen, aktiven Reuptakemechanismus
(»Drehtüreffekt«) wird Serotonin zum Teil wieder in die präsynaptische Nervenendigung aufgenommen.

Beim depressiven Kranken stehen für die postsynaptischen Rezeptoren weniger Neurotransmitter (insbesondere Serotonin) zur Verfügung. Dadurch ist
die durch sie vermittelte physiologische Wirkung beeinträchtigt.

b) Wirkprinzip der selektiven Serotonin-Wieder-
aufnahmehemmer (SSRI)

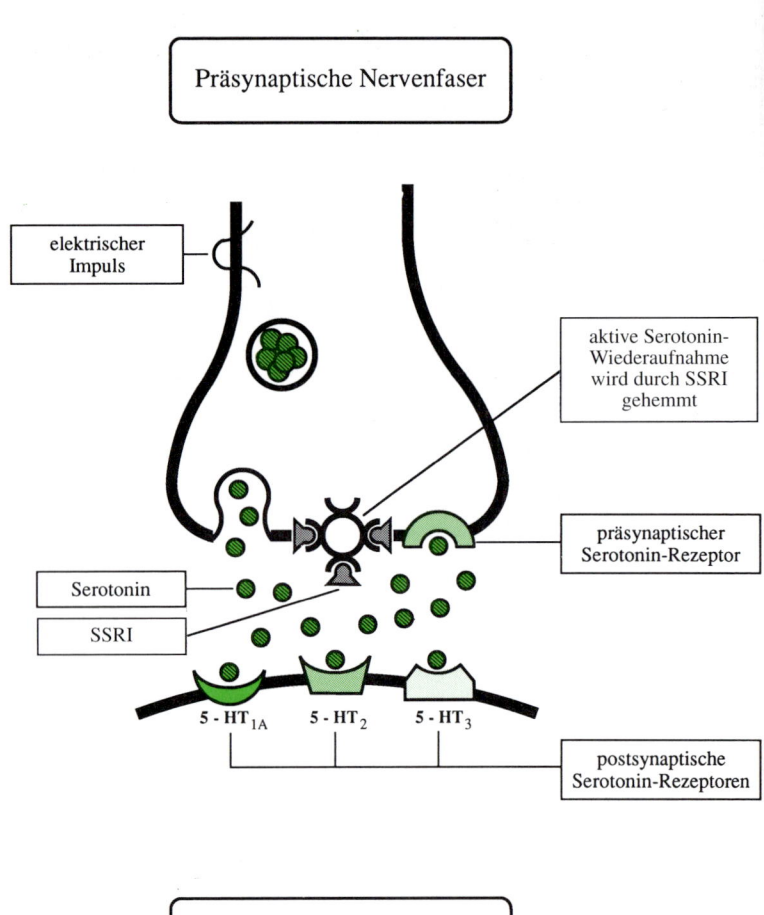

Durch die Gabe von SSRI (z. B. Paroxetin, Sertralin) erfolgt eine Blockade des aktiven Rücktransports und somit eine Hemmung der Wiederaufnahme von Serotonin in das präsynaptische Neuron: Wirkprinzip SSRI = Selective Serotonin Reuptake Inhibition. Folglich befinden sich die Serotonin-Moleküle in erhöhter Konzentration im synaptischen Spalt. Diese stimulieren vermehrt die postsynaptischen Serotonin-Rezeptoren, insbesondere $5\text{-}HT_{1A}$-Rezeptoren, $5\text{-}HT_2$-Rezeptoren und $5\text{-}HT_3$-Rezeptoren. Eine außergewöhnliche Bedeutung für die Depressionsbehandlung scheint die Beeinflussung der $5\text{-}HT_{1A}$- und $5\text{-}HT_2$-Rezeptoren zu haben. Beide Rezeptoren stehen in einem Gleichgewicht zueinander. Inhibition der $5\text{-}HT_2$-Rezeptoren bzw. Stimulation der $5\text{-}HT_{1A}$-Rezeptoren kann daher zu gleichen Verhaltensänderungen führen. Die vermehrte Stimulation der $5\text{-}HT_{1A}$-Rezeptoren durch Serotonin vor allem im limbischen System bewirkt ausgeprägte antidepressive (stimmungsaufhellende), anxiolytische und antiaggressive Effekte. Eine Stimulation der $5\text{-}HT_3$-Rezeptoren durch Serotonin kann in Einzelfällen vorübergehend zu Nausea führen.

Insgesamt wird eine Verbesserung in der neuronalen serotonergen Übertragung im Sinne einer physiologischen Regulierung erreicht, wobei gleichzeitig auch andere Transmittersysteme günstig beeinflußt werden.

Abb. 11: Detaildarstellung der biochemischen Wirkungsweise der selektiven Serotonin- und Noradrenalin-Wiederaufnahmehemmer (SNRI)

a) Mechanismus der aktiven Serotonin-Wiederaufnahme

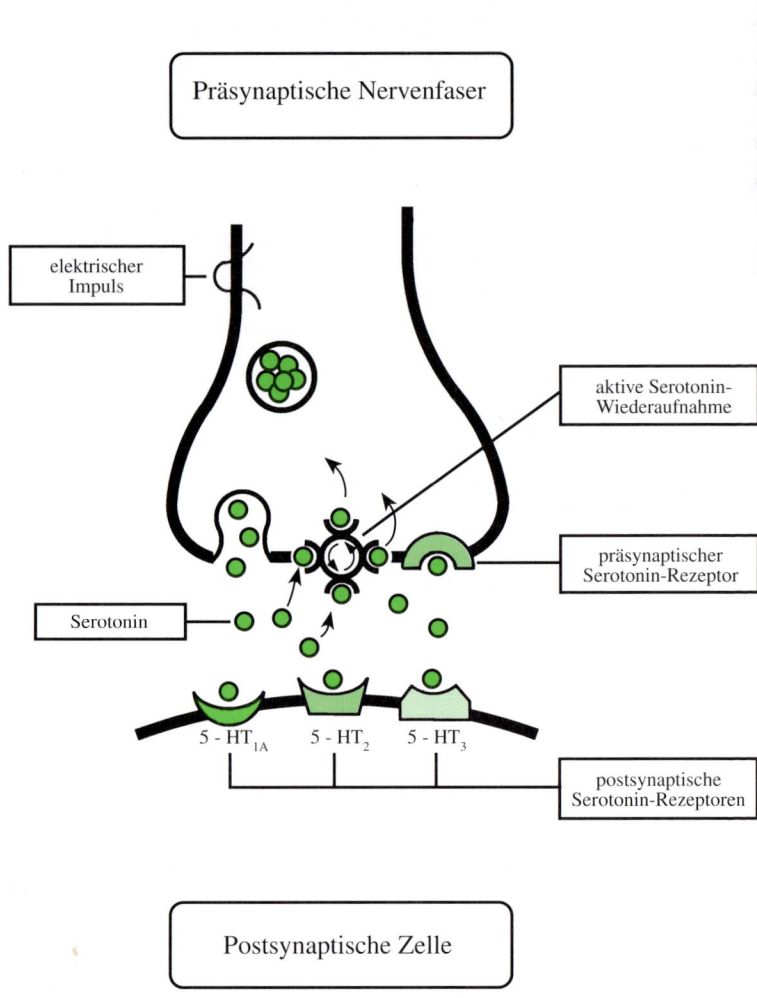

b) Mechanismus der aktiven Noradrenalin-Wiederaufnahme

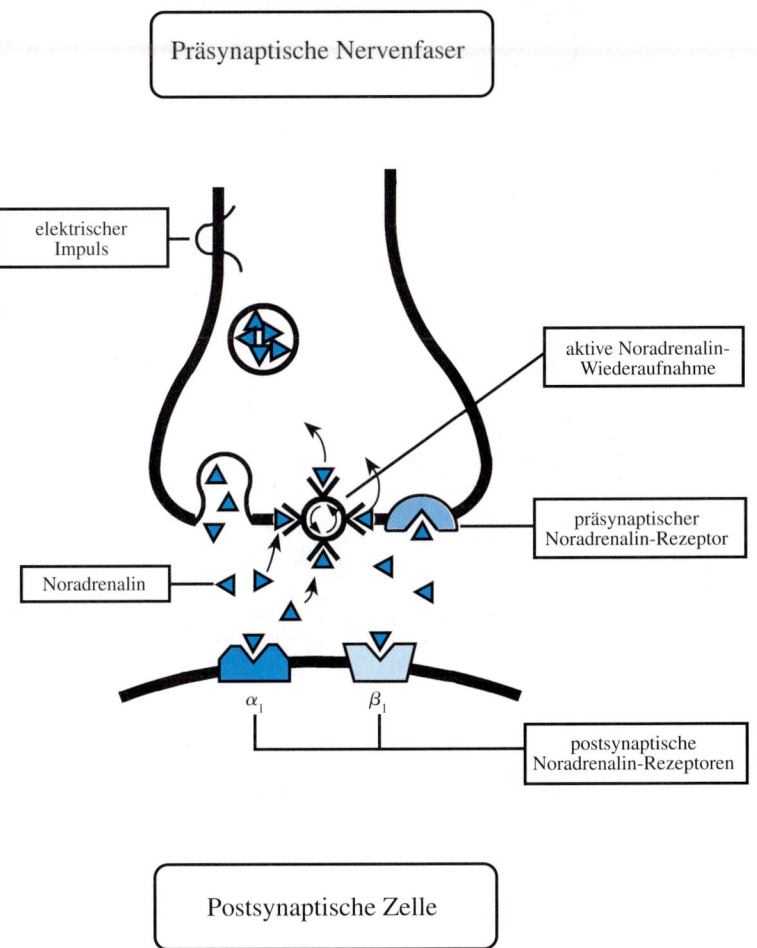

Präsynaptische Nervenfaser

elektrischer Impuls

aktive Noradrenalin-Wiederaufnahme

präsynaptischer Noradrenalin-Rezeptor

Noradrenalin

α_1 β_1

postsynaptische Noradrenalin-Rezeptoren

Postsynaptische Zelle

c) Wirkprinzip der SNRI (Venlafaxin)

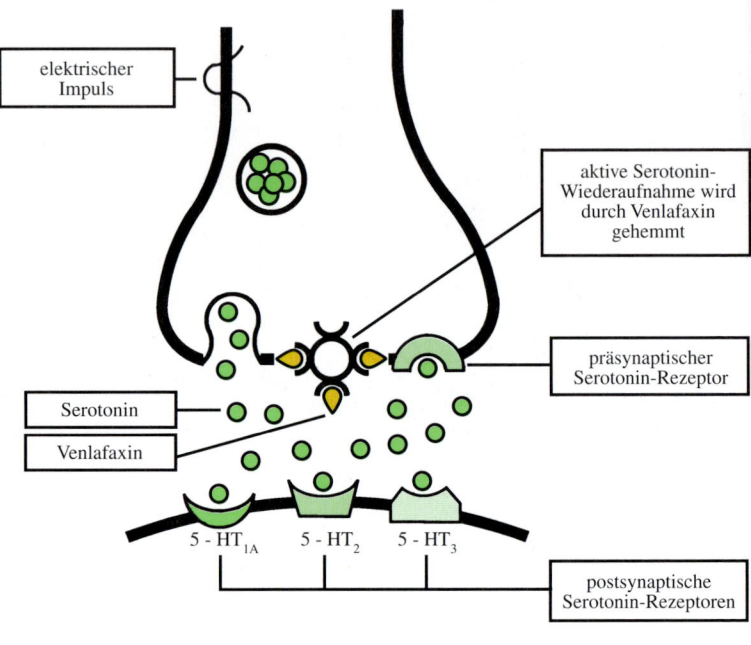

Präsynaptische Nervenfaser

elektrischer Impuls

aktive Serotonin-Wiederaufnahme wird durch Venlafaxin gehemmt

präsynaptischer Serotonin-Rezeptor

Serotonin

Venlafaxin

$5 - HT_{1A}$ $5 - HT_2$ $5 - HT_3$

postsynaptische Serotonin-Rezeptoren

Postsynaptische Zelle

d) Wirkprinzip der SNRI (Venlafaxin)

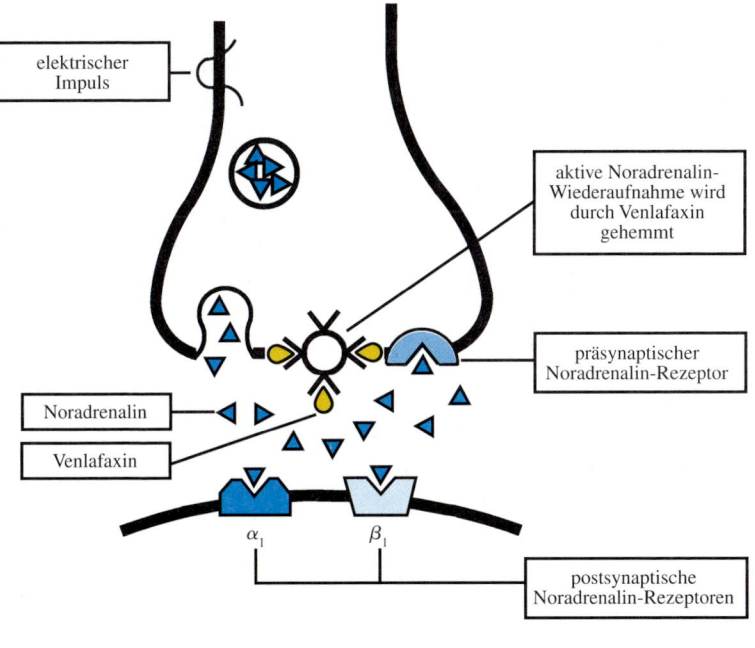

Präsynaptische Nervenfaser

elektrischer Impuls

aktive Noradrenalin-Wiederaufnahme wird durch Venlafaxin gehemmt

präsynaptischer Noradrenalin-Rezeptor

Noradrenalin

Venlafaxin

α_1 β_1

postsynaptische Noradrenalin-Rezeptoren

Postsynaptische Zelle

Die dynamische Interaktion von Serotonin und Noradrenalin auf die entsprechenden Rezeptoren wird durch die Inaktivierung dieser Neurotransmitter beendet. Über einen speziellen, aktiven Reuptakemechanismus werden Serotonin und Noradrenalin teilweise wieder in die präsynaptische Nervenendigung aufgenommen (Abb. 11a und b). Beim depressiven Kranken stehen bekanntlich für die postsynaptischen Rezeptoren die Neurotransmitter Serotonin/Noradrenalin in verminderter Konzentration zur Verfügung. Deshalb ist die durch sie vermittelte physiologische Wirkung erheblich abgeschwächt.

Mit der Gabe von Venlafaxin resultiert eine Blockade des aktiven Rücktransports und somit eine Hemmung der Wiederaufnahme von Serotonin und Noradrenalin in das präsynaptische Neuron: Wirkprinzip SNRI = Selective **S**erotonin **N**oradrenalin **R**euptake **I**nhibition (Abb. 11 c und d). Folglich befinden sich wesentlich mehr Serotonin- sowie Noradrenalin-Moleküle im synaptischen Spalt. Serotonin stimuliert verstärkt die postsynaptischen Serotonin-Rezeptoren (5-HT$_{1A}$-, 5-HT$_2$-, 5-HT$_3$-Rezeptoren), während gleichzeitig durch vermehrt vorhandenes Noradrenalin über die postsynaptischen Noradrenalin-Rezeptoren (noradrenerge α_1-, β_1-Rezeptoren) das nachgeschaltete noradrenerge Neuron ein stärkeres noradrenerges Signal erhält. Insgesamt wird dadurch eine deutliche Verbesserung in der neuronalen serotonergen und noradrenergen Übertragung im Sinne einer physiologischen Regulierung erreicht.

Die gleichzeitige Aktivierung der beiden postsynaptischen Signalkaskaden im Serotonin- und Noradrenalin-System durch Venlafaxin ist insofern von Bedeutung, weil dadurch möglicherweise ein schnellerer Wirkungseintritt erzielt wird. Auch bei therapieresistenten Depressionen könnte dieses duale Wirkprinzip von großem Nutzen sein.

Das nichttrizyklische Venlafaxin ist berechtigterweise ein selektiver Serotonin- und Noradrenalin-Wiederaufnahmehemmer (SNRI), zumal diese Substanz im Gegensatz zu den Trizyklika praktisch keine Affinität zu Histamin-, Acetylcholin- und Noradrenalin-Rezeptoren besitzt.

Detaildarstellung der biochemischen Wirkungsweise der noradrenergen und spezifisch serotonergen Antidepressiva (NaSSA)

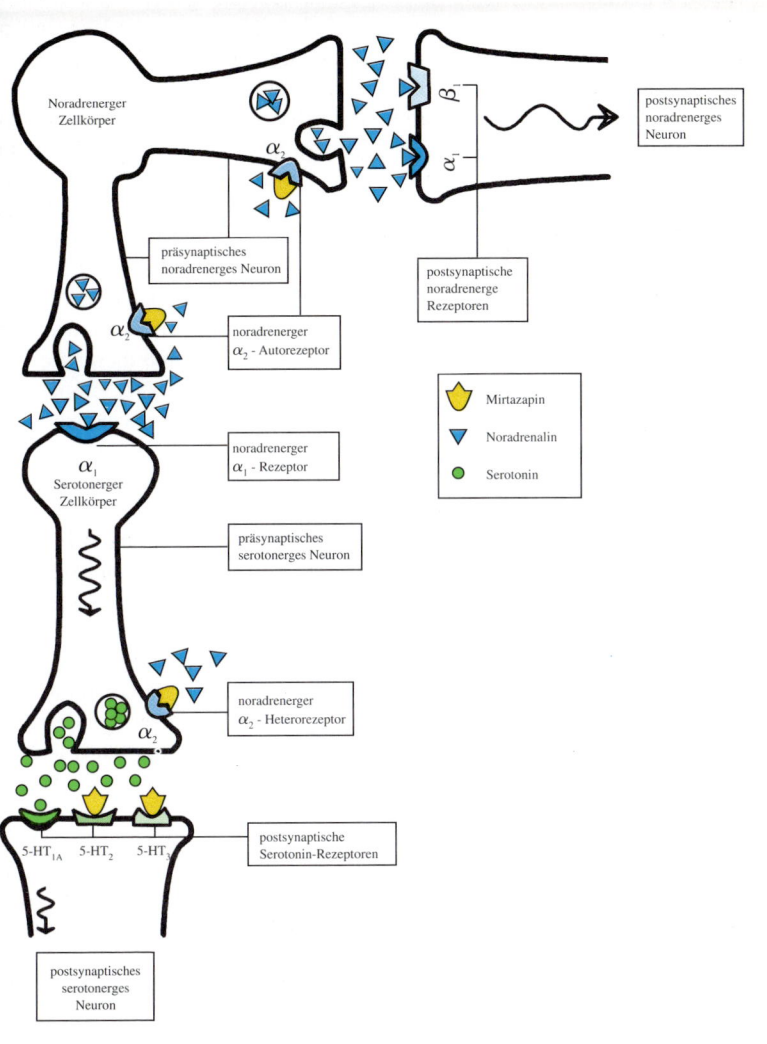

Abb. 12: Biochemischer Wirkmechanismus von Mirtazapin

Das noradrenerge und spezifisch serotonerge Antidepressivum Mirtazapin ist die erste Substanz der Wirkklasse **NaSSA**. Seine Wirkung (Stimulierung der noradrenergen und 5-HT$_{1A}$-vermittelten serotonergen Neurotransmission) beruht auf einer selektiven Blockade bestimmter präsynaptischer Alpha-2-noradrenerger und postsynaptischer serotonerger Rezeptoren, und nicht wie bei anderen Antidepressiva auf einer Hemmung der Wiederaufnahme monoaminerger Neurotransmitter oder auf einer Inhibition der Monoaminoxidase. Es ist bekannt, daß das noradrenerge System in funktioneller Verbindung mit dem serotonergen System steht. Mirtazapin zeigt hier ein triales biochemisches Wirkprinzip (Abb. 12): Primär blockiert Mirtazapin selektiv somatodendritische, präsynaptische Noradrenalin-Alpha-2-Autorezeptoren, wodurch vermehrt Noradrenalin freigesetzt wird. Diese noradrenergen α_2-Rezeptoren haben übrigens eine kontrollierende Aufgabe bezüglich der Noradrenalinfreisetzung in den synaptischen Spalt, wobei eine Stimulierung dieser Rezeptoren durch Noradrenalin die weitere Noradrenalinausschüttung hemmt. Eine Bindung von Mirtazapin an die inhibitorischen α_2-Rezeptoren blockiert somit die Funktion dieser Rezeptoren. Die daraus resultierende, gesteigerte Freisetzung von Noradrenalin in den synaptischen Spalt löst über die postsynaptischen noradrenergen Alpha-1- und Beta-1-Rezeptoren auf das nachgeschaltete noradrenerge Neuron ein stärkeres noradrenerges Signal aus. Zugleich wird die Impulsrate der postsynaptischen noradrenergen Neuronen erhöht.

Andererseits führt die durch Mirtazapin gesteigerte Noradrenalin-Freisetzung nach Bindung von Noradrenalin an die noradrenergen Alpha-1-Rezeptoren, die sich auch auf serotonergen Zellkörpern befinden, spontan zu einer Impulsfrequenzerhöhung serotonerger Neurone und damit zu einer vermehrten Serotonin-Ausschüttung (erhöhte serotonerge Neurotransmission). Weiterhin intensiviert Mirtazapin über die Blockade noradrenerger inhibitorischer Alpha-2-Heterorezeptoren, die die Nervenendigungen der serotonergen Neuronen tragen, die Serotoninfreisetzung. Die serotonerge Neurotransmission verstärkt somit Mirtazapin über zwei Mechanismen.

Da schließlich Mirtazapin die postsynaptischen 5-HT$_2$- und 5-HT$_3$-Rezeptoren der nachgeschalteten serotonergen Neurone blockiert, nicht aber die 5-HT$_{1A}$-Rezeptoren, bewirkt die erhöhte Konzentration von Serotonin-Molekülen eine spezifische Aktivierung der postsynaptischen 5-HT$_{1A}$-Rezeptoren. Dies ist insofern von Bedeutung, weil über die 5-HT$_{1A}$-Rezeptoren maßgeblich die antidepressiven Effekte vermittelt werden. Serotonerge Nebenwirkungen (Agitation, Schlafstörungen, sexuelle Dysfunktionen, gastrointestinale Nebenwirkungen) infolge der Stimulierung von 5-HT$_2$- und 5-HT$_3$-Rezeptoren kommen unter Mirtazapin nicht vor, da es diese Rezeptoren antagonisiert (Abb. 12).

Zu Acetylcholin-Rezeptoren besitzt Mirtazapin nur eine sehr geringe Bindungsaffinität, sodaß anticholinerge Nebenwirkungen kaum zu erwarten sind. Eine hohe Affinität hingegen besteht zu Histamin-H$_1$-Rezeptoren, die für den sedierenden Effekt verantwortlich ist.

Abb. 13: Wirkprinzip der dual-serotonergen Antidepressiva (DSA: Nefazodon, Trazodon)

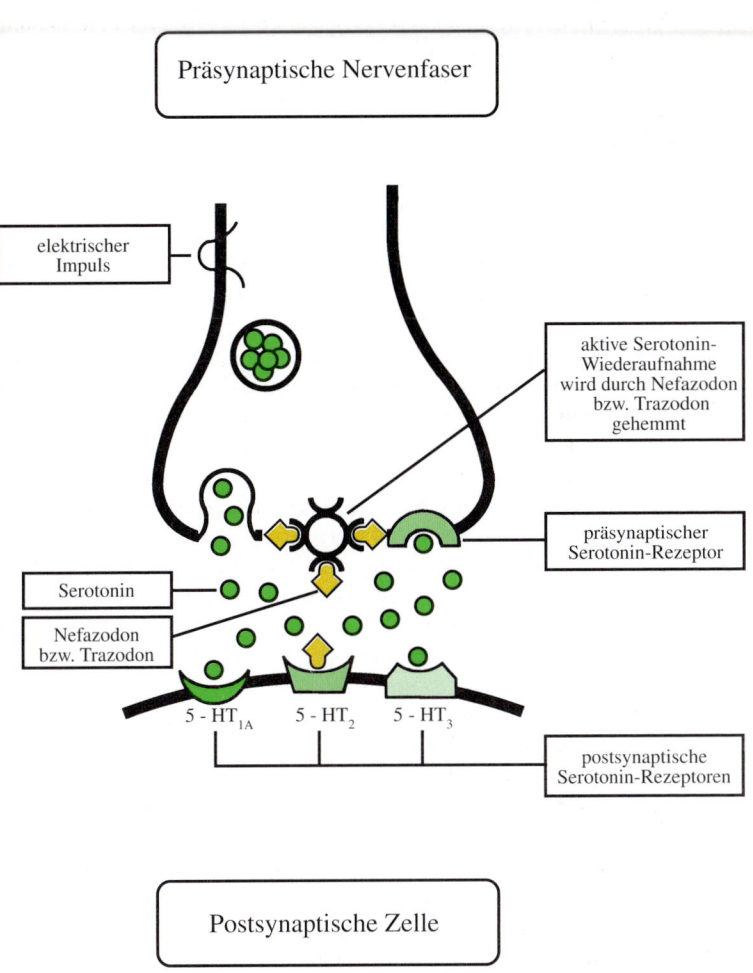

Die dual-serotonergen Antidepressiva Nefazodon (Nefadar®) und Trazodon (Thombran®) zeigen im Serotonin-System ein duales biochemisches Wirkprinzip: Zum einen hemmen sie die Serotonin-Wiederaufnahme, allerdings moderat im Vergleich zu den SSRI, zum anderen blockieren sie selektiv die postsynaptischen $5-HT_2$-Rezeptoren und erhöhen dadurch gleichzeitig die Impulsfrequenz der über $5-HT_{1A}$-Rezeptoren vermittelten serotonergen Neurotransmission (antidepressiver Effekt). Agitationssymptome und Schlafstörungen werden nicht ausgelöst, sexuelle Dysfunktionen treten kaum auf, da DSA $5-HT_2$-Rezeptoren antagonisieren. Darüber hinaus besitzen sie eine sehr geringe Affinität zu cholinergen Rezeptoren.

Biochemische Wirkungsweise der Tranquilizer (Benzodiazepine)

Detaillierte Kenntnisse zum Wirkungsmechanismus der Tranquilizer (Benzodiazepine) sind noch relativ neu.

Es ist sicher, daß die Benzodiazepine an spezifischen Benzodiazepinrezeptoren auf GABA-ergen Synapsen angreifen.

Die Gamma-Aminobuttersäure (GABA), eine Aminosäure, stellt den bedeutendsten inhibitorischen Neurotransmitter im ZNS dar. Ein Drittel aller Hirnsynapsen enthält GABA.

Synthese, Freisetzung und Inaktivierung von GABA

GABA wird in den Nervenendigungen enzymatisch aus Glutaminsäure gebildet, in Vesikeln gespeichert, aus diesen in den synaptischen Spalt freigesetzt und postsynaptisch an spezifischen GABA-Rezeptoren gebunden. Nach Wiederaufnahme von GABA in die präsynaptische Nervenendigung erfolgt schließlich der Abbau zur Bernsteinsäure, die wiederum in den Zitronensäurezyklus eingeschleust wird.

Es existieren 2 Typen von GABA-Rezeptoren, ein GABA-A-Rezeptor und ein GABA-B-Rezeptor. Für die Wirkungen der Benzodiazepine ist der GABA-A-Rezeptor von Interesse. Dieser A-Rezeptor ist mit einem Chloridionenkanal gekoppelt. Die Stimulation dieses Komplexes durch Bindung der GABA veranlaßt die Öffnung der in der Zellmembran eingebetteten Chloridionenkanäle. Dadurch können vermehrt Chloridionen in das Zellinnere einströmen. Es resultiert eine Hyperpolarisierung der Nervenzelle, wobei die Erregbarkeit des gehemmten Neurons auf exzitatorische Impulse abnimmt.

Benzodiazepine wie auch Barbiturate steigern, indem sie mit spezifischen Benzodiazepinrezeptoren bzw. speziellen Barbituratbindungsstellen interagieren, die Affinität der Gamma-Aminobuttersäure an den A-Rezeptoren und verstärken somit die GABA-Wirkung mit dem Ziel einer vermehrten Mindererregbarkeit der Nervenzellen (Abb. 14). Den GABA-haltigen Neuronen sind diverse andere Neuronen mit unterschiedlichen Überträgerstoffen (z. B. Noradrenalin, Acetylcholin, Serotonin) nachgeordnet. Durch die Beeinflussung dieser nachgeschalteten Neurone könnten sich teilweise die verschiedenen pharmakologischen Benzodiazepinwirkungen (anxiolytische, sedative, anticonvulsive und muskelrelaxierende Wirkung: siehe auch Tab. 6) ergeben.

Abb. 14: Biochemische Wirkungsweise der Benzodiazepine

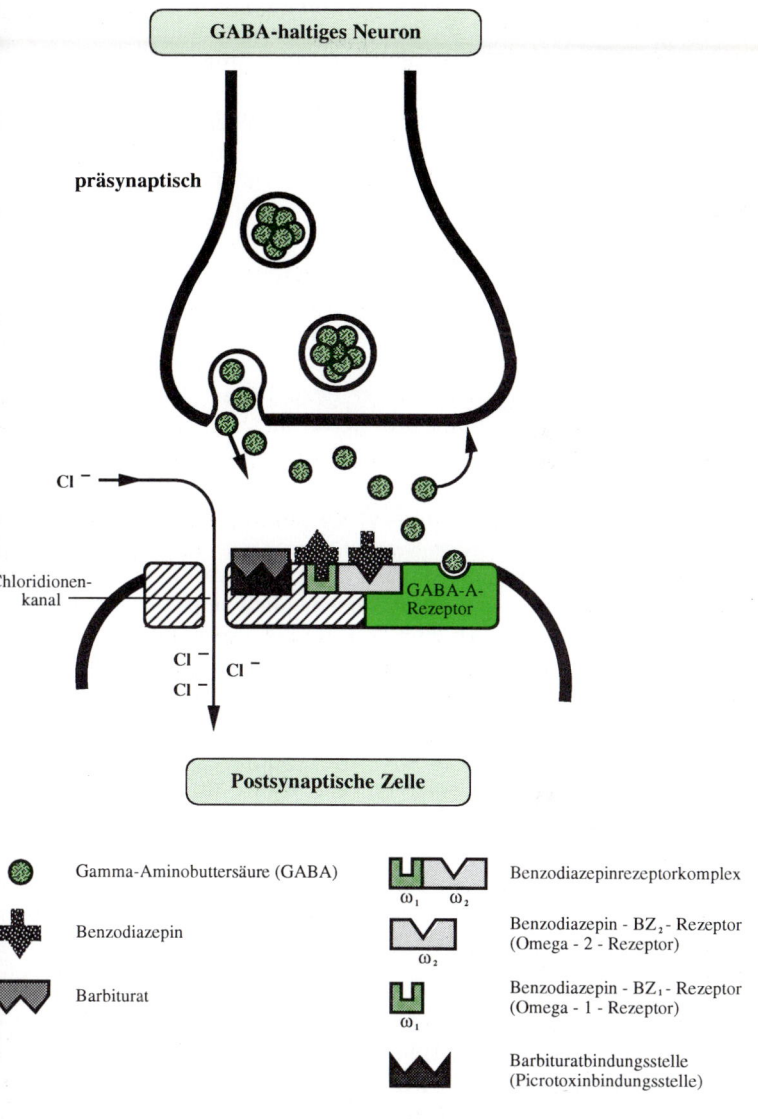

GABA-haltiges Neuron

präsynaptisch

Cl⁻

Chloridionen-kanal

GABA-A-Rezeptor

Cl⁻ Cl⁻
Cl⁻

Postsynaptische Zelle

Gamma-Aminobuttersäure (GABA)

Benzodiazepin

Barbiturat

Benzodiazepinrezeptorkomplex
ω_1 ω_2

Benzodiazepin - BZ_2 - Rezeptor
(Omega - 2 - Rezeptor)
ω_2

Benzodiazepin - BZ_1 - Rezeptor
(Omega - 1 - Rezeptor)
ω_1

Barbituratbindungsstelle
(Picrotoxinbindungsstelle)

In den synaptischen Spalt ausgeschüttete GABA verbindet sich mit ihrem spezifischen postsynaptischen A-Rezeptor. Es resultiert dadurch die Öffnung des nahen Chloridionenkanals; vermehrt strömen Chloridionen in das Zellinnere ein. Die Nervenzelle wird jetzt hyperpolarisiert. Aufgrund der Bindung von Benzodiazepinen an ihren spezifischen Rezeptoren nimmt die Öffnungsfrequenz des Chloridionenkanals zu; Barbiturate dagegen nehmen durch die spezifische Bindung nahe des Chloridionenkanals Einfluß auf die Öffnungsdauer des Cl^--Kanals. Schließlich resultiert eine Verstärkung der GABA-Wirkung mit dem Ziel einer vermehrten Mindererregbarkeit der Nervenzelle. Es existieren drei Subtypen von Benzodiazepinrezeptoren (BZ-Rezeptoren), ein BZ_1-Rezeptor, ein BZ_2-Rezeptor sowie ein peripherer BZp-Rezeptor.

Inzwischen ist bekannt, daß auch neuere Wirkstoffe aus anderen chemischen Substanzklassen mit diesen Rezeptoren interagieren.

Deshalb erscheint die bisher gewählte Bezeichnung dieser Rezeptoren, die einen ausschließlichen Bezug zur Benzodiazepinstruktur bzw. zu einer regionalen Lokalisierung der Rezeptoren vortäuscht, nicht mehr zeitgemäß und kann zu Irritationen führen.

Als Ersatz für die Nomenklatur der Benzodiazepin-BZ_1-, BZ_2- und BZp-Rezeptoren wurde daher der Terminus Omega-1 (ω_1)-, Omega-2 (ω_2)- und Omega-3 (ω_3)-Rezeptoren vorgeschlagen.

Die anatomische Verteilung dieser Rezeptoren ist unterschiedlich. Während Omega-1 (BZ_1)-Rezeptoren nur im Gehirn, vorzugsweise im Cerebellum, lokalisiert sind, befinden sich Omega-2 (BZ_2)-Rezeptoren sowohl im Gehirn als auch im Rückenmark. Omega-3 (BZp)-Rezeptoren hingegen sind im ZNS und insbesondere in peripheren Organen verteilt.

Klassische Benzodiazepine binden als Agonisten in nicht selektiver Weise an die diversen regional unterschiedlich verteilten Omega (BZ)-Rezeptoren, wodurch sich zum Teil die entsprechenden Wirkprofile der einzelen Benzodiazepine miterklären lassen (siehe auch Tab. 6). Vergleichsweise dazu treten Nicht-Benzodiazepine wie zum Beispiel Zolpidem selektiv mit zentralen Omega-1 (BZ_1)-Rezeptoren in Interaktion mit dem Ergebnis günstiger klinischer Effekte. Dabei korreliert die selektive Bindung dieses Imidazopyridins an ω_1-Rezeptoren mit dem Auftreten einer spezifischen sedativ-hypnotischen Wirkung.

Antagonisierung der Wirkungen von Benzodiazepinen

Durch die Gabe des spezifischen Benzodiazepinrezeptor-Antagonisten Flumazenil (Anexate®) können die pharmakologischen Wirkungen der Benzodiazepine und gleichzeitig ihre unerwünschten Effekte unverzüglich neutralisiert werden. Flumazenil kann vorhandene Benzodiazepine aus ihrer Rezeptorbindung verdrängen. Dieser Benzodiazepin-Antagonist zeigt nämlich eine hohe Affinität zu Benzodiazepinrezeptoren, ist pharmakologisch jedoch inaktiv und führt daher nicht zu einer Verstärkung der GABAergen Hemmung. Flumazenil eignet sich daher als Therapeutikum zur Beseitigung zentraler Wirkungen von Benzodiazepinen sowie als Diagnostikum zum Erkennen bzw. Ausschluß einer Anwesenheit von Benzodiazepinen, z. B. bei Intoxikationen. Da diese Substanz äußerst effektiv ist, muß sie mit besonderer Vorsicht appliziert werden. Die Dosierung wird so niedrig wie möglich gehalten und bei Bedarf entsprechend den Anweisungen des Herstellers in kleinen Teildosen bis zum gewünschten Therapieerfolg gegeben. Ein routinemäßiger Einsatz dieses selektiven Benzodiazepinrezeptor-Antagonisten verbietet sich allerdings.

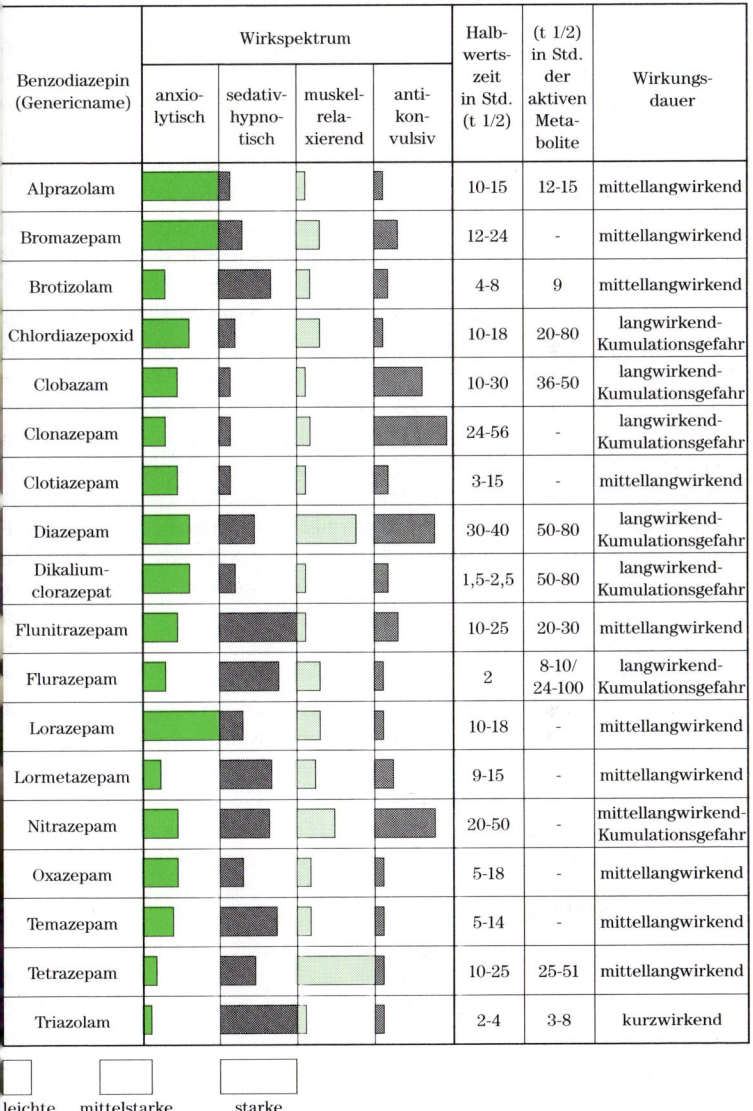

Benzodiazepin (Genericname)	Wirkspektrum				Halbwertszeit in Std. (t 1/2)	(t 1/2) in Std. der aktiven Metabolite	Wirkungsdauer
	anxiolytisch	sedativ-hypnotisch	muskel-relaxierend	anti-konvulsiv			
Alprazolam					10-15	12-15	mittellangwirkend
Bromazepam					12-24	-	mittellangwirkend
Brotizolam					4-8	9	mittellangwirkend
Chlordiazepoxid					10-18	20-80	langwirkend-Kumulationsgefahr
Clobazam					10-30	36-50	langwirkend-Kumulationsgefahr
Clonazepam					24-56	-	langwirkend-Kumulationsgefahr
Clotiazepam					3-15	-	mittellangwirkend
Diazepam					30-40	50-80	langwirkend-Kumulationsgefahr
Dikalium-clorazepat					1,5-2,5	50-80	langwirkend-Kumulationsgefahr
Flunitrazepam					10-25	20-30	mittellangwirkend
Flurazepam					2	8-10/24-100	langwirkend-Kumulationsgefahr
Lorazepam					10-18	-	mittellangwirkend
Lormetazepam					9-15	-	mittellangwirkend
Nitrazepam					20-50	-	mittellangwirkend-Kumulationsgefahr
Oxazepam					5-18	-	mittellangwirkend
Temazepam					5-14	-	mittellangwirkend
Tetrazepam					10-25	25-51	mittellangwirkend
Triazolam					2-4	3-8	kurzwirkend

leichte · mittelstarke · starke Wirkung

Tab. 6: Wirkspektrum, Wirkungsdauer und Eliminationshalbwertszeiten einiger Benzodiazepine

Biochemische Wirkungsweise von Nicht-Benzodiazepinen

Biochemische Wirkungsweise der Cyclopyrrolone

Das Cyclopyrrolonderivat Zopiclon (Ximovan®) ist strukturell weder mit den Benzodiazepinen noch mit den Barbituraten verwandt. Dennoch moduliert es, ähnlich den Benzodiazepinen, die Wirkung des inhibitorischen Neurotransmitters Gamma-Aminobuttersäure (GABA) im Sinne einer Intensivierung GABAerger Hemmechanismen. Dadurch zeigen die Cyclopyrrolone ein den klassischen Benzodiazepinen vergleichbares pharmakologisches Wirkungsspektrum. Entsprechende Bindungsstudien haben eindeutig ergeben, daß die Cyclopyrrolone vor allem mit einer spezifischen Bindungsstelle des Benzodiazepinrezeptorkomplexes, der Cyclopyrrolon-Bindungsstelle (Omega-1-Rezeptor), interagieren. Diese Bindungsstelle ist nicht identisch mit dem Benzodiazepin-BZ$_2$-Rezeptor (Omega-2-Rezeptor), jedoch mit diesem überlappend (Abb. 15). So ist verständlich, daß Cyclopyrrolone und Liganden des Benzodiazepinrezeptors sich gegenseitig verdrängen können. Auch die Gabe des Benzodiazepin-Antagonisten Anexate® kann die Wirkung von Cyclopyrrolonen (Zopiclon) aufheben.

Zudem kann Zopiclon noch schwach an die Picrotoxin-Bindungsstelle binden, eine Eigenschaft, die den klassischen Benzodiazepinen gänzlich fehlt. Schließlich führt die Interaktion der Cyclopyrrolone vor allem mit ihrer Cyclopyrrolon-Bindungsstelle, die eng räumlich dem Benzodiazepin-BZ$_2$-Rezeptor angegliedert ist, über die räumliche und funktionelle Verbindung mit dem GABA-Rezeptorsystem zu einer entsprechenden Verstärkung GABAerger Hemmechanismen.

Letztlich sei noch bemerkt, daß im Gegensatz zu fast allen Benzodiazepinen das Cyclopyrrolon Zopiclon ausschließlich an zentrale Rezeptoren im Kortex, Zerebellum und Hippocampus bindet, nicht also an existierende periphere Benzodiazepinrezeptorkomplexe. Dieses abweichende Verhalten könnte teilweise die deutlichen Unterschiede in einigen pharmakologischen Eigenschaften von Zopiclon gegenüber den Benzodiazepinen miterklären.

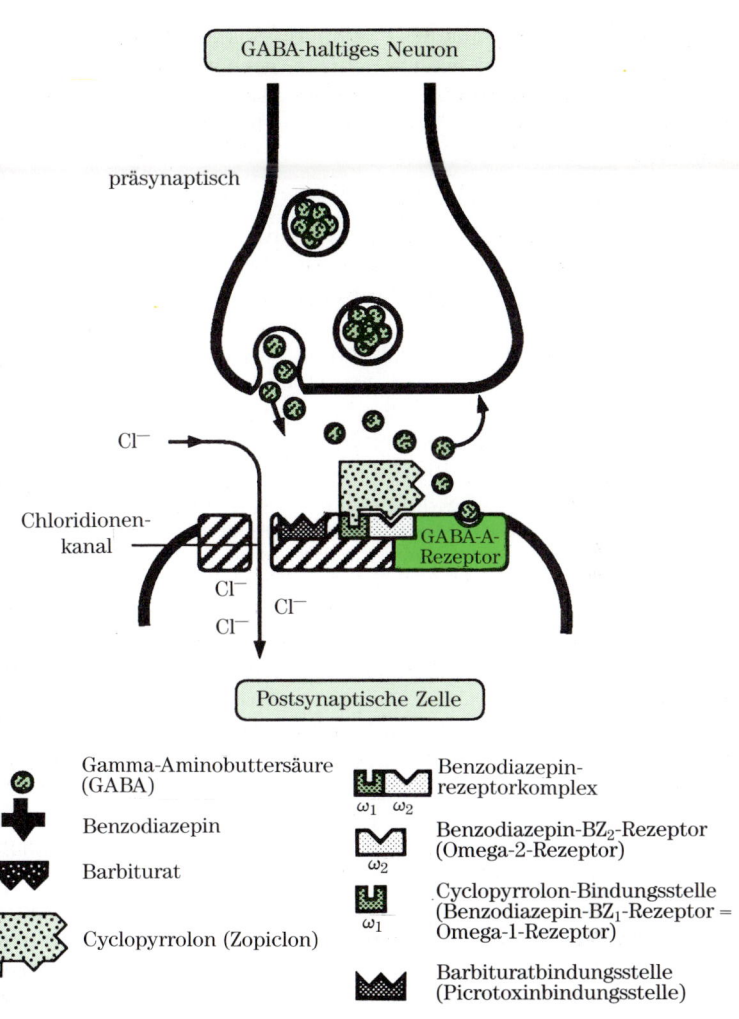

Abb. 15: Biochemische Wirkungsweise der Cyclopyrrolone

Erläuterungen zu Abb. 15

In den synaptischen Spalt ausgeschüttete GABA verbindet sich mit ihrem spezifischen postsynaptischen A-Rezeptor. Es erfolgt dadurch eine Öffnung des nahen Chloridionenkanals; vermehrt wandern Chloridionen in das Zellinnere ein. Es resultiert eine Hyperpolarisierung der Nervenzelle, wobei die Erregbarkeit des gehemmten Neurons auf exzitatorische Impulse abnimmt. Aufgrund der Bindung von Cyclopyrrolonen an ihre spezifischen Cyclopyrrolon-Bindungsstellen (sie steigern dadurch die Affinität der GABA an den A-Rezeptoren!) nimmt die Öffnungsfrequenz des Chloridionenkanals zu; die gleichzeitige schwache Bindung des Cyclopyrrolons an die Picrotoxin-Bindungsstelle beeinflußt wahrscheinlich geringfügig die Öffnungsdauer des Cl⁻-Kanals. Schließlich ergibt sich eine Verstärkung der GABA-Wirkung mit dem Ziel einer vermehrten Mindererregbarkeit der Nervenzelle.

Biochemische Wirkungsweise der Imidazopyridine

Entsprechende Rezeptorbindungsstudien haben gezeigt, daß die pharmakodynamische Substanzklasse der Imidazopyridine eine hohe Selektivität für Omega-Rezeptor-Subtypen aufweist. So ergibt sich die spezifische sedativ-hypnotische Wirkung des Zolpidems aus der hochselektiven agonistischen Bindung an dem zentralen Omega-1 (BZ_1)-Rezeptor, der direkt mit der Alpha-1- Subeinheit des GABA-A-Rezeptorkomplexes korrespondiert (der GABA-A-Rezeptorkomplex, der mehr als 15 Untereinheiten umfaßt, ist strukturell und funktionell heterogen); Abb. 16. Die Interaktion von Zolpidem mit dem Omega-1-Rezeptor führt schließlich über die räumliche und funktionelle Verbindung mit dem GABA-Rezeptorsystem durch Modulierung der Frequenz der Chloridionenkanalöffnungen zu einer entsprechenden Verstärkung GABAerger Hemmechanismen.

Zolpidem bindet sich selektiv an zentrale Omega-1-Rezeptoren, die vorwiegend im Cortex, Cerebellum und ventralen Pallidum lokalisiert sind. Gegenüber den peripheren Omega-3 (BZp)-Rezeptoren zeigt das Imidazopyridin nur eine äußerst geringe Affinität. Zolpidem interagiert auch nicht mit den Omega-2 (BZ_2)-Rezeptoren des Rückenmarks, wodurch die kaum auftretende muskelrelaxierende Wirkung erklärbar ist (siehe auch Tab. 7).

Dieses spezifische Rezeptorbindungsprofil ist auch maßgebend für die günstigen klinischen Effekte und die insgesamt geringe Nebenwirkungsrate von Zolpidem.

Schließlich sei noch darauf hingewiesen, daß Flumazenil (Anexate®) als Antagonist der schlafördernden Wirkung von Zolpidem entgegenwirkt. Größere Erfahrungen mit Flumazenil bei Überdosierung von Zolpidem liegen allerdings noch nicht vor.

Hypnotikum (Genericname)	Wirkspektrum				Halbwertszeit in Std. (t 1/2)	(t 1/2) in Std. der aktiven Metabolite
	anxiolytisch	sedativ-hypnotisch	muskel-relaxierend	anti-konvulsiv		
Zopiclon	▯	▓▓▓		▯	5	4,5
Zolpidem		▓▓▓			2,5	-

▯ leichte   ▭ mittelstarke Wirkung   ▭ starke

Tab. 7: Wirkspektrum und Eliminationshalbwertszeiten von Zopiclon und Zolpidem

Abb. 16: Biochemische Wirkungsweise der Imidazopyridine

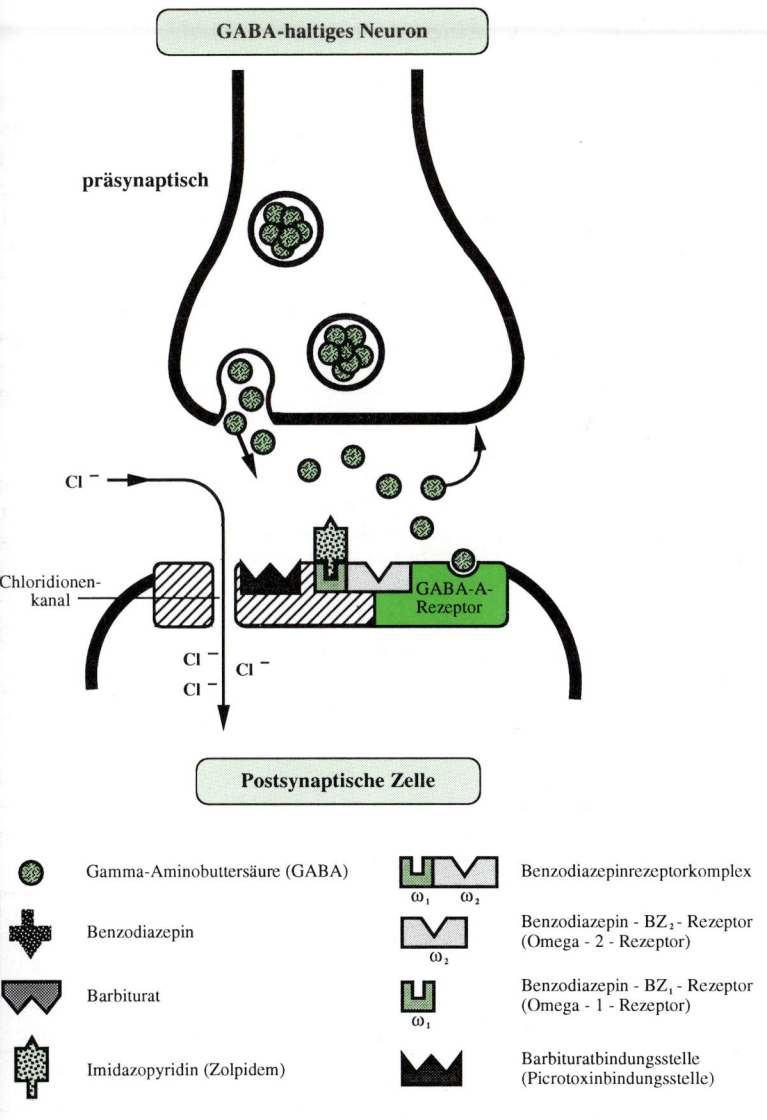

Gamma-Aminobuttersäure (GABA)		Benzodiazepinrezeptorkomplex	
Benzodiazepin		Benzodiazepin - BZ_2 - Rezeptor (Omega - 2 - Rezeptor)	
Barbiturat		Benzodiazepin - BZ_1 - Rezeptor (Omega - 1 - Rezeptor)	
Imidazopyridin (Zolpidem)		Barbituratbindungsstelle (Picrotoxinbindungsstelle)	

Erläuterungen zu Abb. 16

In den synaptischen Spalt freigesetzte GABA interagiert mit ihrem spezifischen postsynaptischen A-Rezeptor. Es resultiert dadurch eine Öffnung des nahe liegenden Chloridionenkanals; vermehrt strömen Chloridionen in das Zellinnere ein. Die Nervenzelle wird jetzt hyperpolarisiert, wobei die Erregbarkeit des gehemmten Neurons auf exzitatorische Impulse abnimmt. Infolge der hochselektiven, agonistischen Bindung von Zolpidem an zentralen Omega-1 (BZ_1)-Rezeptoren, die durch GABA verstärkt wird, wird die Frequenz der Chloridionenkanalöffnungen moduliert. Dieser Vorgang führt schließlich zu einer vermehrten Mindererregbarkeit der Nervenzelle.

Literatur

Aschoff, J. C.: Klinische Pharmakologie der Neuroleptika und Antidepressiva, Arzneimitteltherapie 5, Nr. 1, 22-27 (1987)

Benkert, O., H. Hippius: Psychiatrische Pharmakotherapie, Springer-Verlag, Berlin-Heidelberg (1996)

Bunney, B. S.: Antipsychotic drug effects on the electrical activity of dopaminergic neurons, Trends Neurosci 7, 212-215 (1984)

Die selektive Wirkung von Melleril® im Zentralnervensystem, Sandoz AG, Nürnberg (1983)

Fibiger, H. C., K. G. Lloyd: Neurobiological substrates of tardive dyskinesia. The GABA hypothesis, Trends Neurosci, Dec., 462 (1984)

Fuxe, K., L. F. Agnati, M. Kalia, M. Goldstein, K. Andersson, A. Härfstrand: Dopaminergic systems in the brain and pituitary. In: Flückiger, E. (ed): The dopaminergic system, Basic and Clinical Aspects of Neuroscience, Springer-Verlag, Berlin-Heidelberg, 11-25 (1985)

Jversen, L. L.: Die Chemie der Signalübertragung im Gehirn. In: Gehirn und Nervensystem, Spektrum der Wissenschaft, Heidelberg, 21-32 (1986)

Klages, U. et al: Atypische Neuroleptika, Pharmakologie und klinische Bedeutung, Fortschr. Neurol. Psychiatr. 61, 390-398 (1993)

Klotz, U.: Tranquillantien: therapeut. Einsatz u. Pharmakologie, Wissenschaftliche Verlagsgesellschaft mbH, Stuttgart (1985)

Laux, G.: Einteilungs- und Differenzierungsmöglichkeiten der Benzodiazepine, Fortschr. Med. 100 (1982)

Laux, G.: Kolloquium Nr. 4 (1985)

Laux, G.: Psychopharmaka, Fischer Verlag, Stuttgart (1986)

Lloyd, K. G., F. Thuret, A. Pilc: Up-regulation of gamma-aminobutyric acid (GABA)B binding sites in rat frontal cortex: a common action of repeated administration of different classes of antidepressants and electroshock, J. Pharmacol. Exp. Ther. 235, 191 (1985)

Markstein, R.: Die Rolle von Dopamin bei der Behandlung der Schizophrenie mit Clozapin. In: Sandoz AG (Hrsg.): Sandorama, das ärztliche Panorama 4, Nürnberg, 25-33 (1994)

Möhler, H.: Benzodiazepine receptors and their ligands. In: Bowery, N. G. (ed): Actions and interactions of GABA and benzodiazepines, Raven Press, New York, pp 155-166 (1984)

Möhler, H., I. G. Richards: Benzodiazepine receptors in the central nervous system. In: E. Costa (Hrsg.): The benzodiazepines: From molecular biology to clinical practice, Raven Press, New York (1983)

Niemegeers, C.J.E. et al: Die Rolle des Dopamin- und Serotonin-Antagonismus bei der Behandlung der Schizophrenie. In: R. Steinberg (Hrsg.): Schizophrenie, 17. Psychiatrie-Symposion Pfalzklinik Landeck, Klingenmünster 1991, Tilia Verlag. Mensch und Medizin, Klingenmünster, 104-113 (1992)

Nieuwenhuys, R., Voogd, J. C., van Huijzen: The human central nervous system. A synopsis and atlas, 2nd rev. edn., Springer-Verlag, Berlin-Heidelberg, pp 221-230 (1981)

Reinbold, H.: Benzodiazepine und Nicht-Benzodiazepine – Pharmakologische und klinische Aspekte, PsychoGen Verlag, Dortmund (1994)

Reinbold, H.: Differenzierter Umgang mit Antidepressiva, PsychoGen Verlag, Dortmund (1998)

Richelson, E., A. Nelson: Antagonism by antidepressants of neurotransmitter receptors of normal human brain in vitro, J. Pharmacol. Exp. Ther. 230, 94-102 (1984)

Sieberns, S.: Antidepressiva, Therapiewoche 35, Nr. 51 5804-5815 (1985)

Stevens, C. F.: Die Nervenzelle. In: Gehirn und Nervensystem, Spektrum der Wissenschaft, Heidelberg, 3-14 (1986)

Weitere Literatur beim Verfasser

Teil II
Differenzierter Umgang
mit Neuroleptika

Inhalt

Einleitung

Der therapeutische Wert neuroleptischer Arzneimittel zur Behandlung akuter psychotischer Syndrome sowie in der langfristigen Therapie chronisch schizophrener Kranker ist unbestreitbar. Allerdings ist die Zahl der auf dem Markt verfügbaren Neuroleptika groß und für manchen Therapeuten unübersichtlich. Diese Antipsychotika erfordern gewisses pharmakologisches Grundwissen, eine differenzierte Indikationsstellung, eine sorgfältige Abwägung des Nutzen-Risiko-Verhältnisses und eine auf den einzelnen Patienten gewissenhaft abgestimmte individuelle therapeutische Verfahrensweise. Für die praktische Arbeit gilt grundsätzlich, daß aus der reichen neuroleptischen Palette nur einzelne Präparate ausgewählt und somit auf das absolut notwendige Maß begrenzt werden. Durch eine Beschränkung auf wenige Präparate lernt der Therapierende deren individuelle Besonderheiten kennen und kann viel besser zwischen vermeidbaren und nicht vermeidbaren Nebenwirkungen, zwischen Krankheitssymptomen und Arzneimittelbegleitwirkungen unterscheiden und Zeichen von Über- bzw. Unterdosierung erkennen.

Klinisch-pharmakologisches Wirkungsspektrum der Neuroleptika

Neuroleptika besitzen verschiedene klinische Basiswirkungen, die bei den einzelnen Wirksubstanzen zum Teil sehr unterschiedlich ausgeprägt sind. Somit ergeben sich für die diversen Neuroleptika spezifische klinische Wirkprofile. Diese korrelieren nämlich mit den entsprechenden Rezeptorbindungsprofilen. Die einzelnen Neuroleptika blockieren nicht nur Dopaminrezeptoren, sondern auch noch Rezeptoren der Neurotransmitter Noradrenalin, Serotonin, Acetylcholin und Histamin, wobei die unterschiedliche Affinität zu den verschiedenen Rezeptoren eine gewichtige Rolle spielt (siehe auch Abb. 1).

Das Gesamt-Wirkungsspektrum der Neuroleptika setzt sich aus folgenden Wirkungskomponenten zusammen:

- Antipsychotische (antiautistische, antihalluzinatorische, antiparanoische) Wirkung
- Psychomotorisch dämpfende Wirkung
- Antimanische Wirkung
- Sedierende, schlafanstoßende Wirkung
- Affektiv dämpfende Wirkung
- Antidepressive, anxiolytische Wirkung
- Vegetativ dämpfende, antiemetische Wirkung
- Schmerzdistanzierende Wirkung
- Aktivierende Wirkung

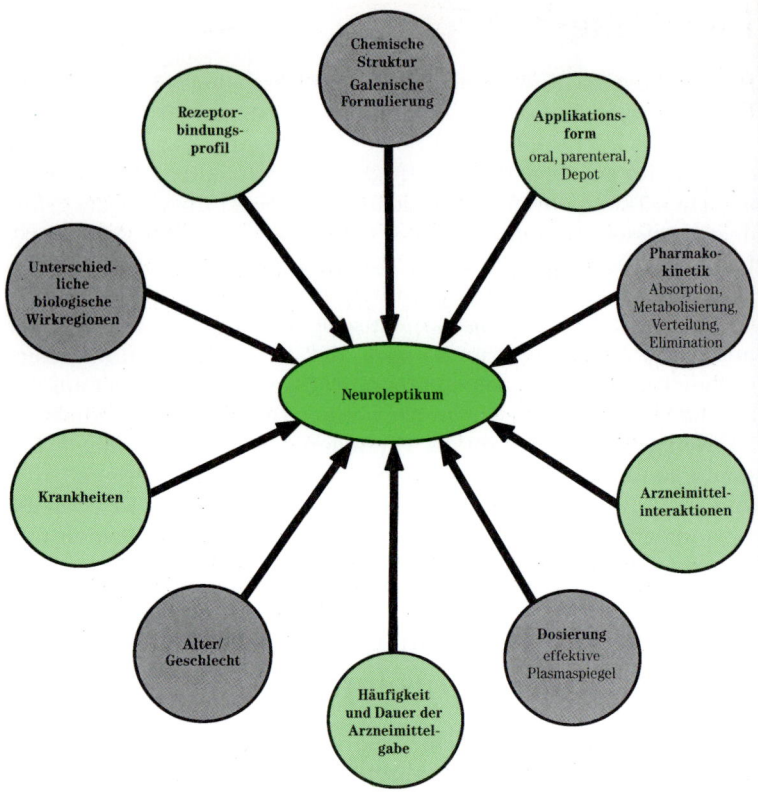

Abb. 1: Einflußfaktoren für die unterschiedlichen
Wirkungen eines Neuroleptikums

Indikationsbereiche

Aufgrund der differenzierten Wirkungen sind Neuroleptika für folgende Hauptindikationsbereiche geeignet:

- Halluzinationen, Wahn, psychotische Denk- und Affektstörungen, Größenideen **(psychotische Plussymptome)**
- Affektverflachung, emotionaler Rückzug, soziale Passivität und Apathie, Schwierigkeiten beim abstrakten Denken, Mangel an Spontanität und Flüssigkeit der Sprache **(psychotische Minussymptome)**
- Psychotische und nichtpsychotische Unruhe- und Erregungszustände, aggressive Verhaltensweisen, Schlafstörungen
- Psychotische und nichtpsychotische Angstzustände, depressive Symptomatik
- chronisch verlaufende schizophrene Psychosen, Rezidivprophylaxe bei chronisch-rezidivierenden schizophrenen Psychosen

Einteilung der Neuroleptika

Nach der chemischen Struktur werden die Neuroleptika schwerpunktmäßig eingeteilt in die trizyklischen Phenothiazine und Thioxanthene, in Butyrophenone und Diphenylbutylpiperidine und Benzamide (Abb. 2).

Als praxisorientierte Klassifikation bietet sich jedoch die Einteilung der Neuroleptika nach klinischen Wirksamkeitskriterien, die sich in erster Linie auf die antipsychotischen und psychomotorisch dämpfenden, sedierenden und schlafanstoßenden Eigenschaften beziehen, an. Die therapeutische Auswahl der Neuroleptika erfolgt primär symptombezogen und erst sekundär nach der nosologischen Diagnose.

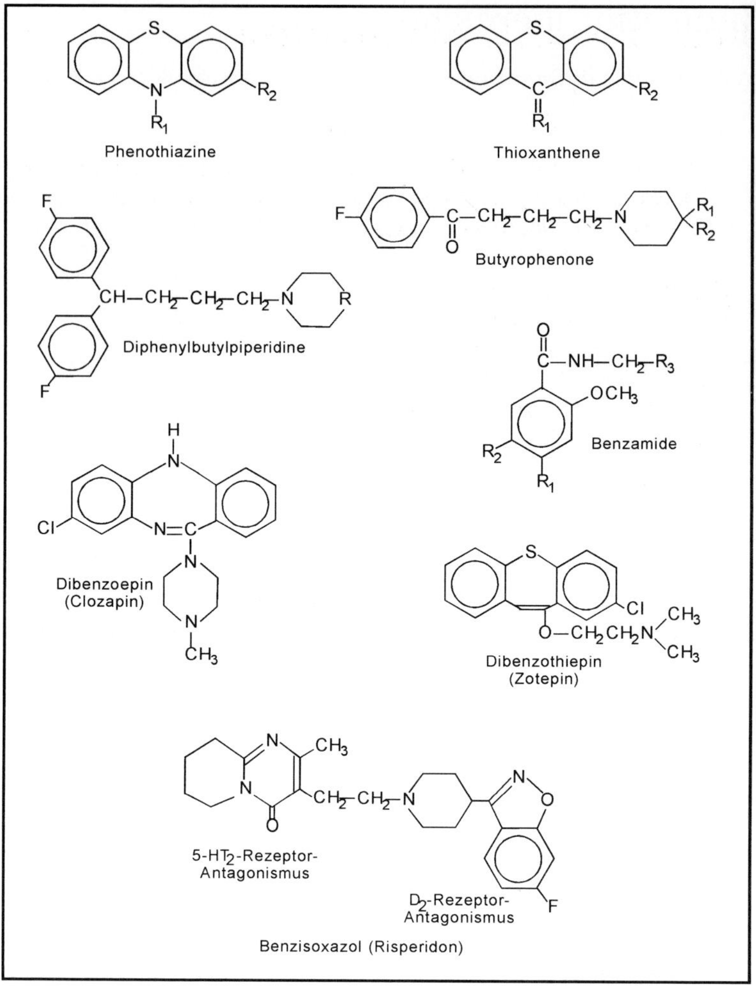

Abb. 2: Chemisches Grundgerüst bedeutender Neuroleptika

Für differenzierte therapeutische Überlegungen erweisen sich nachfolgende Gruppierungen, die diverse Neuroleptika enthalten, als zweckmäßig:

Konventionelle Neuroleptika

1. Hochpotente Neuroleptika

Ausgeprägte antipsychotische und psychomotorisch dämpfende Wirkung; keine oder geringe sedierende, schlafanstoßende und vegetativ beruhigende Wirkung:
Benperidol (z.B. Glianimon®)
Bromperidol (Impromen®, Tesoprel®)
Flupentixol (Fluanxol®)
Fluphenazin (z.B. Dapotum®, Lyogen®)
Fluspirilen (z.B. Imap®)
Haloperidol (z.B. Haldol®-Janssen)
Perphenazin (z.B. Decentan®)
Pimozid (z.B. Orap®)
Trifluoperidol (Triperidol®)

2. Mittelpotente Neuroleptika

Mittelstarke antipsychotische und gute psychomotorisch dämpfende Wirkung; ausgeprägte sedierende, schlafanstoßende und vegetativ beruhigende Wirkung:
Clopenthixol (Ciatyl®)
Perazin (z.B. Taxilan®)
Zuclopenthixol (Ciatyl®-Z)

3. Schwachpotente Neuroleptika

Milde bis sehr geringe antipsychotische Wirkung; gut ausgeprägte sedierende, schlafanstoßende und vegetativ beruhigende Wirkung:
Chlorprothixen (z.B. Truxal®)
Levomepromazin (z.B. Neurocil®)
Melperon (Eunerpan®)
Pipamperon (Dipiperon®)
Promazin (Protactyl®)
Promethazin (z.B. Atosil®)
Thioridazin (z.B. Melleril®)

4. Depot-Neuroleptika

Vor allem indiziert für die Langzeittherapie chronisch schizophrener Psychosen:
Clopenthixoldecanoat (Ciatyl®-Z Depot)
Flupentixoldecanoat (Fluanxol® Depot)
Fluphenazindecanoat (z.B. Dapotum® D, Lyogen® Depot)
Fluspirilen (z.B. Imap®)
Haloperidoldecanoat (Haldol®-Janssen-Decanoat)
Perphenazinönanthat (Decentan®-Depot)

Atypische Neuroleptika

1. Substanzen mit reduzierter Inzidenz von extrapyramidal-motorischen Nebenwirkungen:

Sulpirid (z. B. Dogmatil®)*
* Sulpirid besitzt in niedriger Dosierung ($\leqq 300$ mg/die) eine antidepressive Wirkung

2. Substanzen mit keiner bzw. reduzierter Inzidenz von extrapyramidal-motorischen Nebenwirkungen und erweitertem antipsychotischen Wirkungsspektrum (zusätzlich günstige Beeinflussung von schizophrener Minussymptomatik):

Clozapin (Leponex®)
Olanzapin (Zyprexa®)
Quetiapin (Seroquel®)*
Risperidon (Risperdal®)
Sertindol (Serdolect®)
Ziprasidon*
Zotepin (Nipolept®)
* noch nicht zugelassen

Clozapin
(Dibenzoepin)

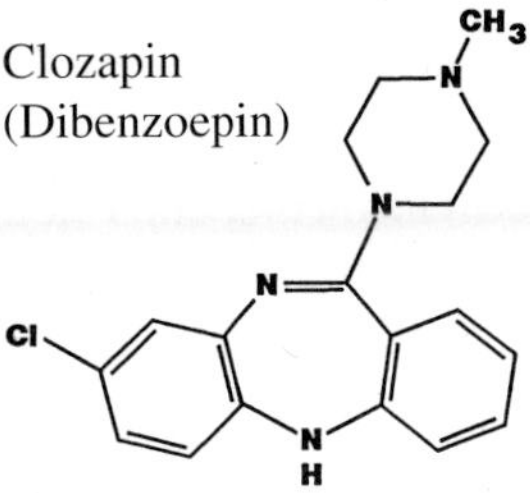

Olanzapin
(Thienobenzodiazepin)

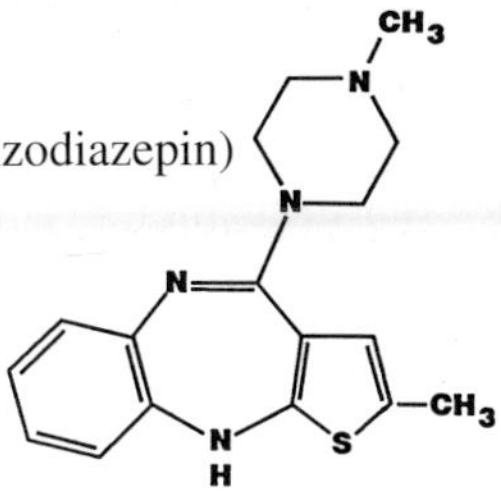

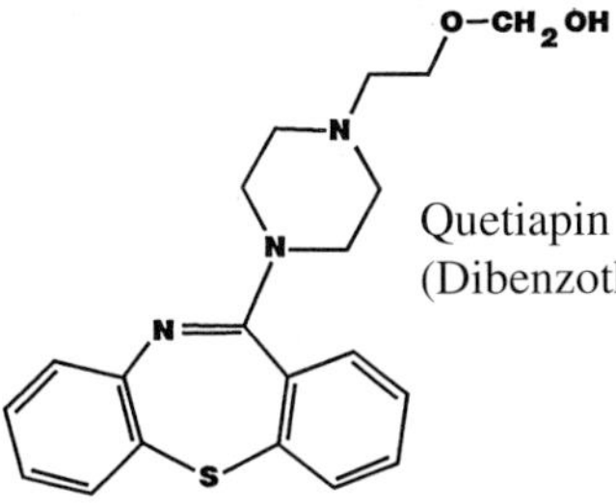

Quetiapin
(Dibenzothiazepin)

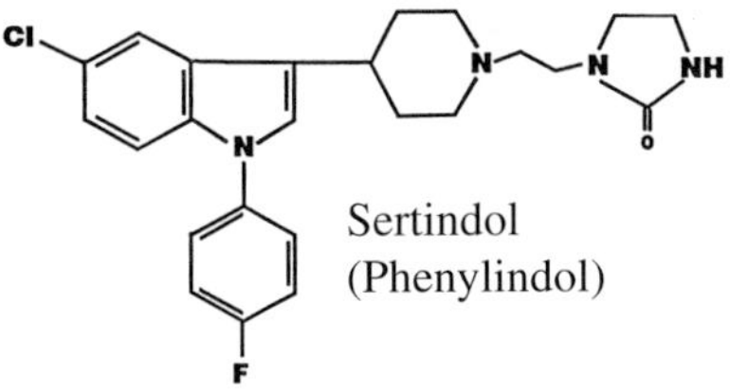

Sertindol
(Phenylindol)

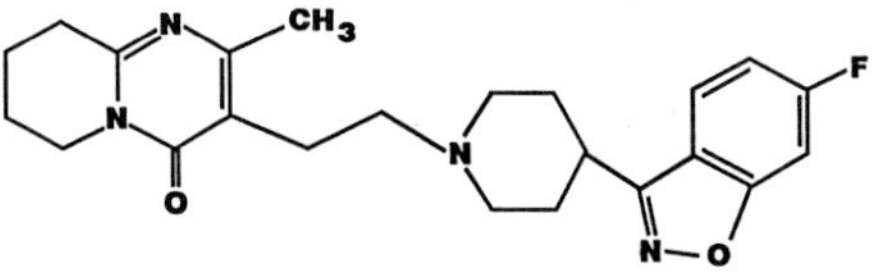

Risperidon
(Benzisoxazol)

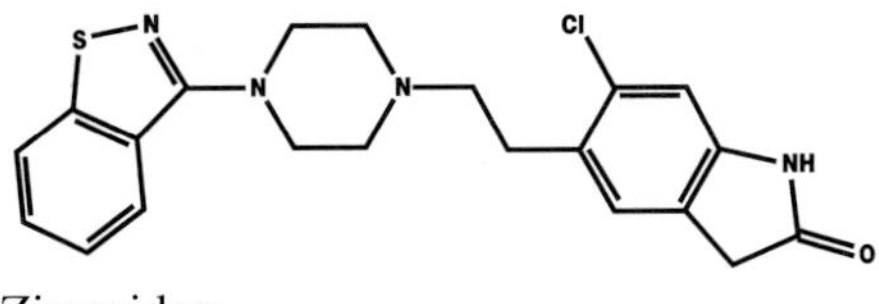

Ziprasidon
(Benzisothiazolylpiperazin)

Abb. 3: Chemische Struktur verschiedener atypischer Neuroleptika

Überlegungen zu einer sinnvollen Auswahl eines Neuroleptikums

Nach der prinzipiellen Entscheidung zur Durchführung einer neuroleptischen Behandlung ist aus der Vielzahl der angebotenen Neuroleptika eine Auswahl zu treffen.

Entscheidend für die Auswahl des Neuroleptikums sind vorwiegend Art und Ausprägung der psychischen Störungen und Veränderungen. Das klinisch-pharmakologische Wirkungsspektrum des gewünschten Neuroleptikums soll möglichst optimal auf die Zielsymptome der zu therapierenden psychotischen Erkrankung abgestimmt sein. Weiterhin muß bei Berücksichtigung der Intensität der auftretenden psychotischen Zielsymptome überlegt werden, ob die medikamentöse Therapie mit einem mittelpotenten oder mit einem hochpotenten klassischen bzw. atypischen Neuroleptikum begonnen werden soll. Gleichzeitig ist bei der Auswahl des Neuroleptikums zu berücksichtigen, ob zu Therapiebeginn eine ausgeprägte oder keine Sedierung erforderlich ist. Bei der Auswahl des Therapeutikums müssen jedoch nicht nur die klinischen Wirkprofile der verschiedenen Neuroleptika in die Überlegung miteinbezogen werden, sondern vor allem auch deren mögliche Nebenwirkungen. Bekanntlich besitzen hochpotente konventionelle Neuroleptika mit ausgeprägter antipsychotischer Wirkung nur eine äußerst geringe sedierende Wirkung und praktisch keine vegetativen Nebenwirkungen, entwickeln jedoch in der Regel zum Teil beachtliche extrapyramidalmotorische Nebenwirkungen. Bei den schwachpotenten Neuroleptika ist es genau umgekehrt: Geringe extrapyramidalmotorische Nebenwirkungen, aber meistens ausgeprägte sedative Wirkungen und vegetative Nebenwirkungen. Thioridazin (z. B. Melleril®), Sulpirid (z. B. Dogmatil®) und Clozapin (Leponex®), zum Beispiel, entfalten, weil sie in erster Linie selektiv die Dopaminrezeptoren im limbischen System und nicht im dopaminergen nigrostriatalen Neuronensystem blockieren, praktisch keine extrapyramidalmotorischen Störungen sowie auch Spätdyskinesien. Auch Risperidon (Risperdal®), Sertindol (Serdolect®) und Olanzapin (Zyprexa®) mit geringer Inzidenz von extrapyramidalmotorischen Nebenwirkungen und erweitertem antipsychotischen Wirkungsspektrum scheinen besonders vorteilhaft zu sein. Die nichttrizyklischen Butyrophenone haben vergleichsweise zu trizyklischen Neuroleptika eine ausgesprochen gute Organverträglichkeit (Herz, Leber, Niere, Blut). Weiterhin müssen entsprechende Kontraindikationen und Wechselwirkungen, die bei eventuell notwendiger Begleitmedikation auftreten können, beachtet werden. Schließlich kann auch die erforderliche Applikationsart mitbestimmend für die Auswahl eines Neuroleptikums sein.

In jüngster Zeit gewinnt immer mehr der Erhalt der kognitiven Leistungsfähigkeit unter Neuroleptikatherapie an Bedeutung. Die bei Schizophrenie gestörten kognitiven Funktionen werden unter konventioneller Neuroleptikatherapie noch stärker beeinträchtigt. Dagegen führen die nicht sedierenden atypischen Antipsychotika zu einer positiven Beeinflussung der kognitiven Leistungsfähigkeit. Diese bedeutsame Eigenschaft wurde mit Hilfe speziell entwickelter Tests für Risperidon nachgewiesen. Eine Besserung kognitiver Dysfunktionen ist entscheidend für den Erhalt der alltagsrelevanten Fähigkeiten, den Aufbau eines therapeutischen Bündnisses zwischen Arzt und Patient, führt zu einer besseren Mitarbeit bei Sozio- und Psychotherapie sowie zu einer besseren Akzeptanz der Langzeittherapie. Es wird somit die Voraussetzung für ein integratives Therapiekonzept geschaffen. Letztlich resultiert eine bessere Lebensqualität für den schizophrenen Patienten.

Leitlinien für den therapeutischen Umgang mit Neuroleptika

Individuelle Anpassung der Dosierung

Von eminenter Bedeutung für die Behandlung sind die großen interindividuellen Unterschiede der Sensibilität auf Neuroleptika. Da hinsichtlich Wirkung und Verträglichkeit die erforderlichen Arzneimitteldosen von Patient zu Patient um ein Mehrfaches variieren können, muß die Dosierung des Neuroleptikums stets sorgfältig und individuell auf den einzelnen Patienten abgestimmt werden. Es gilt immer der Grundsatz: »Soviel wie nötig, so wenig wie möglich!« Das Ziel einer individuellen Dosierungsfindung muß es sein, ein Optimum an therapeutischem Effekt bei einem Minimum an Nebenwirkungen zu erreichen. Eventuell notwendige Änderungen in der Dosierung müssen entsprechend dem klinischen Verlauf synchron und individuell angepaßt werden.

Allgemeine Behandlungs- und Dosierungsrichtlinien

Im allgemeinen erfolgt die Dosierung bis zum Eintritt der gewünschten Wirkung einschleichend, wobei eventuell auftretende unangenehme Begleitwirkungen im Auge behalten werden müssen. Allerdings bei akuten erregten und katatonen Psychosen ist rasche Dosissteigerung bis zum gewünschten Wirkungseintritt erforderlich. Übrigens halten sich viele Therapeuten nicht mehr an die Regel, die Therapie mit Neuroleptika einschleichend zu beginnen. Sie geben gleich zu Beginn der Behandlung eine höhere Anfangsdosis mit der Begründung, daß bei vielen Patienten nicht mehr Nebenwirkungen auftreten als bei einschleichendem Beginn und daß möglicherweise die Krankheitsphase abgekürzt werden kann. Psychomotorische Erregungszustände müssen mit ausreichenden Dosen sedierender Neuroleptika behandelt werden. Alternativ bietet sich auch für diese Indikation die Kombination eines hochpotenten Neuroleptikums mit einem sedierenden Neuroleptikum an; der therapeutische Erfolg mit einem hochpotenten Neuroleptikum alleine ist selbst bei hoher Dosierung oftmals unbefriedigend. Der Grund hierfür liegt in einer noch nicht ausreichenden Blockade postsynaptischer Dopaminrezeptoren durch akut verabreichte Neuroleptika. Bei Therapie mit Neuroleptika, die keine allgemein psychomotorisch dämpfenden Eigenschaften besitzen, kann hier auch die zusätzliche Gabe eines höherdosierten Benzodiazepins sehr nützlich sein.

Eine Behandlung psychotischer Wahrnehmungs- und Denkstörungen erfolgt mit hoch- oder mittelpotenten Neuroleptika in geringer Dosierung. Ungeeignet wäre die Gabe ausgeprägt sedierender Neuroleptika in hoher Dosierung.

Für die Therapie der schizophrenen Plus- und Minussymptomatik stehen inzwischen wirksame atypische Neuroleptika mit einer gleichzeitig geringen Neigung zu extrapyramidalen Nebenwirkungen zur Verfügung. Bei Einhaltung entsprechender Dosierungsbereiche eignen sich hierzu insbesondere die Antipsychotika Risperidon, Sertindol und Olanzapin. Diese Therapeutika sind gut einsetzbar bei Ersterkrankungen, für die Langzeittherapie, bei Patienten mit unzureichend beherrschbaren EPS und bei Patienten mit vorherrschender Minussymptomatik. Risperidon und Sertindol sind zudem noch bewährt bei Patienten, die unter der Sedierung anderer Neuroleptika leiden. Allerdings sollte Sertindol nicht akut-erregten Patienten gegeben werden. Abbildung 4 enthält beispielhaft detaillierte Empfehlungen zur Behandlung schizophrener Patienten mit Risperidon.

Therapeutische Maßnahmen bei Neuroleptika-bedingten extrapyramidalmotorischen Nebenwirkungen

Jede neuroleptische Behandlung birgt das Risiko des Auftretens extrapyramidalmotorischer Nebenwirkungen in sich. Eine prophylaktische Gabe von Antiparkinsonmittel wäre jedoch ein Kunstfehler. Bei Auftreten einer durch Neuroleptika induzierten Frühdyskinesie bzw. eines Parkinsonoids ist sicherlich die Gabe eines Antiparkinsonmittels hilfreich. Eine langfristige Behandlung mit Antiparkinsonmitteln soll aber möglichst vermieden werden. Manchmal bildet sich das Parkinsonoid-Syndrom nach einer Übergangsphase von alleine wieder zurück. Auch Versuche mit einer unter Umständen möglichen Dosisreduzierung des Neuroleptikums oder Präparatewechsel können Antiparkinsonmittel entbehrlich machen. Antiparkinsonmittel wie z. B. Biperiden (z. B. Akineton®) besitzen nämlich neben diversen Nebenwirkungen aufgrund der euphorisierenden Eigenwir-

	Entaktuali-sierung ca. 1 Woche	Stabilisierung ca. 2 - 6 Wochen	Erhaltungstherapie
hochakute Sympto-matik	**hochpotente klassische Neuroleptika** + Sedierung		vorsichtige überlappende Umstellung auf Risperidon zuerst Beibehaltung, dann sehr vorsichtige Reduktion eventueller Antiparkinsonmittel Sedierung sehr langsam ausschleichen
	initial z. B. Haloperidol i. m. + Sedierung z.B. Lorazepam oral bis 10 mg pro Tag oder z.B. Pipamperon bzw. Promethazin nach Bedarf	**sobald wie möglich Risperidon aufdosieren**	**Sedierung sehr langsam ausschleichen**
akute Sympto-matik	**Risperidon: Auftitrieren in der Regel auf 4 - 6 mg über mindestens drei Tage** + Sedierung (bei agitierten Patienten) z.B. Lorazepam bis 10 mg pro Tag oder z.B. Pipamperon bzw. Promethazin, nach Bedarf		**anzustrebende Dosis für die Erhaltungstherapie: 4 - 6 mg 1x täglich** Sedierung sehr langsam ausschleichen (Beginn frühestens nach 2 Wochen Therapie)
chronische Sympto-matik	chronisch produktiv Minus-symptomatik (primär, sekundär)	Risperidon langsam aufdosieren	langsame Umstellung auf Risperidon (überlappende Therapie) + eventuelle Sedierung	sehr vorsichtige und langsame Reduktion der Vormedikation (auch Anti-parkinson-mittel)

Abb. 4: Mögliche Empfehlungen zur Therapie schizophrener Patienten mit Risperidon

(siehe auch Kapitel »Wechsel des Neuroleptikums«)

kung ein gewisses Suchtpotential. Ein hoher Bedarf an Antiparkin-sonmittel kann übrigens auf eine nicht sorgfältig durchgeführte individuelle Neuroleptikadosis-Anpassung hinweisen. Weiterhin ist zu bedenken, daß durch anticholinerg wirksame Antiparkinson-mittel die antipsychotische Wirkung von Neuroleptika verringert werden kann, so daß höhere Dosierungen von Antiparkinsonmitteln auch höhere Neuroleptikadosen verlangen. Auch die durch vor allem hochpotente Neuroleptika entwickelte Akathisie wird oft nicht als Nebenwirkung erkannt, sondern für einen krankheitsbedingten Unruhezustand gehalten. Bei Akathisie sind Antiparkinsonmittel in der Regel nicht indiziert. Auf keinen Fall darf eine Erhöhung der Neu-roleptikadosis erfolgen, sondern es ist eine Dosisreduktion vorzuneh-men. Wenn eine Dosisreduktion oder ein Wechsel zu einem niederpo-tenten Neuroleptikum nicht möglich ist, hilft Ergänzung durch ein schwachpotentes Neuroleptikum wie z. B. Pipamperon (Dipiperon®), Promethazin (z. B. Atosil®) oder auch Thioridazin (z. B. Melleril®). Ver-suchsweise sind auch bei Berücksichtigung der zeitlichen Anwen-

Neuroleptikum (Generic name)	Halbwertszeit in Std. (t 1/2)
Benperidol	4,1
Bromperidol	26
Chlorpromazin	ca. 30
Chlorprothixen	8 - 12
Clopenthixol	ca. 10 - 20
Clozapin	16 - 23
Flupentixol	20 - 40
Fluphenazin	ca. 16
Fluspirilen	ca. 1 Woche
Haloperidol	14 - 21
Levomepromazin	24
Melperon	3 - 4
Olanzapin	33 - 51
Perazin	ca. 35
Perphenazin	20
Pimozid	ca. 55
Pipamperon	ca. 3
Promazin	7
Promethazin	ca. 12
Quetiapin	3
Risperidon	3,6 (9-OH-Risperidon: 22)
Sertindol	ca. 72
Sulpirid	ca. 8
Thioridazin	16 - 24
Trifluperidol	3 - 5
Ziprasidon	4
Zotepin	13 - 16
Zuclopenthixol	ca. 20

Tab. 1: Eliminationshalbwertszeiten diverser Neuroleptika

dungsbegrenzung Benzodiazepine (z. B. Diazepam, Lorazepam) angezeigt. Auch Betablocker, insbesondere Propranolol, können für die Therapie der Akathisie sehr hilfreich sein.

Der bevorzugte Einsatz atypischer Neuroleptika wie Olanzapin, Risperidon und Sertindol in entsprechender Dosierung kann das Risiko der Auslösung extrapyramidalmotorischer Störungen erheblich verringern.

Häufigkeit der Medikamentengabe

In der Regel wird von therapeutischer Seite die Möglichkeit einer zeitlich variablen Verabreichung von Neuroleptika zu wenig genutzt. Die traditionelle dreimal tägliche und an die Mahlzeiten gebundene Medikamentengabe ist heute überholt. Aufgrund der zumeist entsprechend langen Eliminationshalbwertszeiten der Neuroleptika sind bei oraler Therapie zwei Tagesdosen, am Morgen und am Abend, ausreichend, wobei die Abenddosis (schlafanstoßender Effekt) einer doppelten Morgendosis entsprechen kann. Durch die nur zweimalige Verabfolgung wird gleichzeitig das Risiko einer möglichen Wirkstoffkumulation vermindert (Tab. 1).

Olanzapin und Sertindol sollten sogar nur einmal täglich stets zur gleichen Tageszeit verabreicht werden. Risperidon wird mit einer zweimal täglichen Gabe langsam auftitriert und kann anschließend bei gut eingestellten Patienten auch einmal täglich gegeben werden.

Regelmäßige Routineuntersuchungen

Bei der Behandlung mit Neuroleptika sind eine Reihe von regelmäßigen Laborkontrollen erforderlich. Sie betreffen vor allem die Überprüfung der Nieren- und Leberfunktion sowie der Kreislaufsituation und des Blutbildes. Alle bisherigen Erfahrungen weisen darauf hin, daß es insbesondere unter der Behandlung mit Butyrophenonen und Diphenylbutylpiperidinen äußerst selten zu einer Blutzellschädigung kommt. Deshalb brauchen bei Therapie mit diesen Neuroleptika Blutbildkontrollen nicht so häufig durchgeführt werden. Im Gegensatz dazu kann Clozapin häufiger als andere Neuroleptika zur Agranulozytose führen. Daher müssen wöchentlich in den ersten 18 Behandlungswochen, danach mindestens einmal monatlich, Blutbildkontrollen (Differentialblutbild!) erfolgen. In den USA werden sogar über die 18. Woche hinaus wöchentliche Überprüfungen des Differentialblutbildes durchgeführt. Da aber selbst bei wöchentlich vorgenommenen Blutbildkontrollen eine sich rasch entwickelnde Agranulozytose nicht immer rechtzeitig erkannt werden kann, sollte der Patient unbedingt darauf hingewiesen werden, beim Auftreten von Frühsymptomen der Agranulozytose (Fieber, Halsschmerzen, grippale Symptome, Infektionen der Mundschleimhaut) unverzüglich den behandelnden Arzt aufzusuchen.

Auch bei Therapie mit Thioridazin sollten in den ersten Behandlungsmonaten wöchentlich die Leukozyten gezählt werden.

EKG-Ableitungen sind auf jeden Fall vor Therapiebeginn und nach einem Monat der Behandlung durchzuführen. Bei allen Patienten über 60 Jahre, die mit trizyklischen Neuroleptika behandelt werden, sollte auch bei unauffälligem Ausgangsbefund weiterhin das EKG im 6. Monat und danach halbjährlich überprüft werden. Liegt aber ein pathologisches EKG vor, müssen die Kontrollen während einer Therapie mit Neuroleptika häufiger erfolgen. Bei schwerwiegenden kardialen Störungen sollte das applizierte Neuroleptikum unbedingt abgesetzt werden.

Bei einem Einsatz von Sertindol sollte vor Einleitung der Therapie und unbedingt in regelmäßigen Abständen während der Behandlung ein EKG angefertigt werden. Wenn dabei das QT_{C2}-Intervall 520 msec. überschreitet, darf die Therapie mit Sertindol nicht eingeleitet bzw. muß die Behandlung abgebrochen werden.

EEG-Untersuchungen sind vor Therapiebeginn und in den ersten vier Wochen der neuroleptischen Behandlung anzuraten. Bei pathologischem Befund muß das EEG unter einer Neuroleptikatherapie regelmäßig kontrolliert werden.

Die zeitlichen Abstände der wesentlichen Untersuchungen müssen zunächst kurz und können später länger sein (Tab. 2). Entscheidend ist, daß alle notwendigen Laborkontrollen auch vor Therapiebeginn vorgenommen werden.

Prinzipiell sollte sich die Erfordernis von Kontrolluntersuchungen an den individuellen Gegebenheiten des therapeutischen Einzelfalles orientieren.

Beachtung von Arzneimittelwechselwirkungen

Die genaue Beachtung der Wechselwirkungen von Neuroleptika mit anderen Arzneimitteln ist bedeutsam. Zum größten Teil handelt es sich um pharmakokinetisch bedingte Wechselwirkungen. Zum Beispiel könnte der aufgrund einer Arzneimittelinteraktion deutlich erniedrigte Neuroleptikaplasmaspiegel die Ursache für den ausbleibenden therapeutischen Effekt sein. Andererseits könnte in diesem Zusammenhang eine stark erhöhte Neuroleptikaplasmakonzentration die höhere Nebenwirkungsquote erklären (siehe Abb. 5).

Im Rahmen von Untersuchungen pharmakokinetischer Arzneimittelinteraktionen konzentriert sich die Forschung in jüngster Zeit immer mehr auf die mögliche Beeinflussung von Isoenzymen des Cytochrom-P-450-Systems, die Arzneimittel metabolisieren. So ist inzwischen bekannt, daß zahlreiche Neuroleptika über die Monooxigenase CYP2D6 abgebaut werden. Die intensive Hemmung dieses Isoenzyms, beispielsweise durch Fluoxetin, führt folglich zu einem Anstieg der Plasmakonzentrationen entsprechender Neuroleptika. Dadurch können vermehrt Nebenwirkungen bzw. toxische Reaktionen ausgelöst werden. Eine Dosisreduktion des Neuroleptikums kann hier meist die Nebenwirkungen begrenzen.

Untersuchung	vor Therapiebeginn	1. Monat	2. Monat	3. Monat	4. Monat	5. Monat	6. Monat	danach vierteljährlich	danach halbjährlich
Blutbild bei Therapie mit **trizyklischen** Neuroleptika	▌	▌▌	▌▌	▌▌	▌	▌	▌	▌	
Blutbild bei Therapie mit **nicht-trizyklischen** Neuroleptika	▌						▌		▌
Puls und Blutdruck	▌	▌▌	▌▌	▌▌	▌	▌	▌	▌	
Kreatinin und Harnstoff	▌			▌			▌		▌
Transaminasen GOT, GPT, Gamma-GT (**trizyklische** Neuroleptika)	▌	▌	▌	▌			▌	▌	
Transaminasen GOT, GPT, Gamma-GT (**nicht trizyklische** Neuroleptika)	▌	▌					▌		▌
EKG (**trizyklische** Neuroleptika)	▌	▌					▌		▌
EKG (**nicht trizyklische** Neuroleptika)	▌	▌							
EEG	▌	▌							

▌ Anzahl der Kontrollen

Tab. 2: Vorschlag für notwendige Untersuchungen unter einer Therapie mit Neuroleptika (modifiziert nach Benkert/Hippius, 1996)

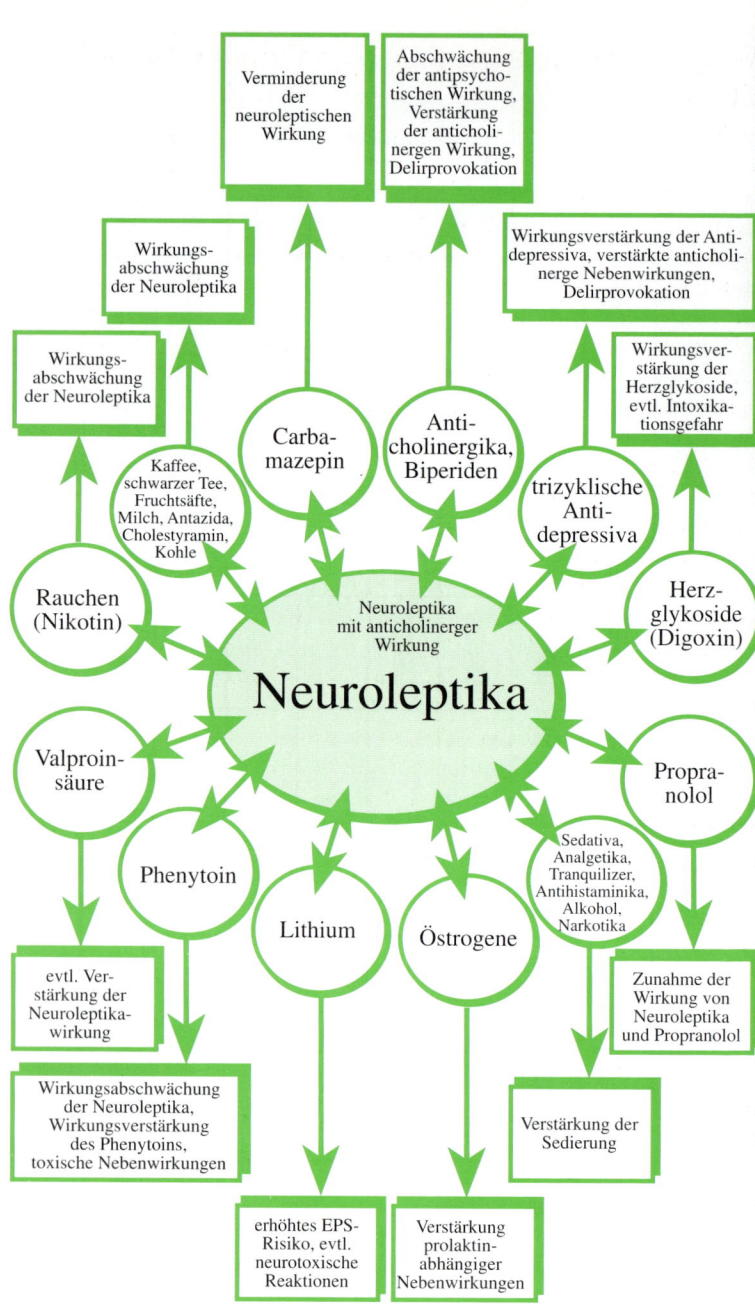

Abb. 5: Wechselwirkungen der Neuroleptika
mit anderen Medikamenten

Vorgehen bei unzureichendem therapeutischen Effekt

Es ist gar nicht so selten, daß das gewünschte Therapieziel mit dem angewandten Neuroleptikum nicht erreicht wird. Die möglichen Gründe hierfür können vielfältig sein. Sie können in einer nicht zutreffenden Diagnose, in einer falschen Wahl des Neuroleptikums, in einer zu hohen oder auch zu niedrigen Dosierung bzw. in einer unvollständigen Absorption des oral verabreichten Neuroleptikums liegen. Mit dem Neuroleptikum gleichzeitig eingenommener koffeinhaltiger Kaffee bzw. gerbstoffhaltiger Tee verzögern oder verhindern die Absorption der neuroleptischen Wirkstoffe. Auch Ungeduld führt bei der Therapie mit Neuroleptika zu vorschnellem Arzneimittelwechsel, zu Polypragmasie und damit zur Vergabe von therapeutischen Chancen. Man muß stets bedenken, daß die Wirkung von Neuroleptika auf die Mehrzahl der psychotischen Symptome erst mit einer Latenz von einer bis drei Wochen eintritt. Dies liegt unter anderem darin begründet, daß eine wirksame Blockade postsynaptischer Dopaminrezeptoren verbunden mit einer ausreichenden antipsychotischen Wirkung entsprechende Zeit in Anspruch nimmt.

Erst nach kritischer Überprüfung der genannten möglichen Gründe sind die Voraussetzungen für eine Änderung des therapeutischen Vorgehens geklärt. Diese kann im Wechsel der Applikationsart (z.B. Übergang auf parenterale Applikation bzw. parenterale Depotneurolepsie) oder des Neuroleptikums bestehen. Der Wechsel des Neuroleptikums soll frühestens nach 2 Wochen und spätestens nach 6 Wochen erfolgen. Die Änderung des therapeutischen Vorgehens kann aber auch in einer extremen Dosiserhöhung, z.B. bei Therapieresistenz, oder in einer Erniedrigung der Dosis bestehen. Auch kann die Kombination mit einem anderen Neuroleptikum sinnvoll sein. Schließlich kann auch im Einzelfall ein vorübergehendes Absetzen der Medikation sehr hilfreich sein.

Wechsel des Neuroleptikums

Problemlos ist die Umstellung von einem hochpotenten Butyrophenon (z.B. Haloperidol) auf ein anderes hochpotentes klassisches Neuroleptikum (z.B. Benperidol, Bromperidol, Flupentixol oder Fluphenazin) unter Beachtung der entsprechenden Dosierung. Ebenfalls ohne Schwierigkeiten kann der Wechsel eines sedierenden Neuroleptikums mit anticholinergen und antihistaminergen Eigenschaften (z.B. Perazin) zu gleichermaßen sedierenden Neuroleptika wie beispielsweise Zotepin oder Olanzapin (Dosierung beachten!) erfolgen. Bekanntlich zeigen sedierende Neuroleptika mit anticholinerger und antihistaminerger Komponente nach abruptem Absetzen zum Teil sehr ausgeprägte Rebound-Phänomene (Angst- und Unruhezustände, Tremor, Tachykardie). Diese möglichen Symptome treten jedoch beim Umsetzen auf vergleichbar sedierende Antipsychotika kaum auf.

Allerdings der Übergang von einem sedierenden Neuroleptikum zu einem nicht sedierenden muß in der Weise erfolgen, daß die sedierende Vormedikation langsam schrittweise ausgeschlichen wird, während das nicht sedierende Neuroleptikum behutsam auftitriert wird (überlappende Therapie). Auch eine zeitlich befristete sedierende Begleitmedikation kann hilfreich sein. Diese Vorgehensweise trifft beispielsweise auch für das nicht sedierende atypische Neuroleptikum Risperidon zu. Hier gewinnen detaillierte Umstellungsempfehlungen immer mehr an Bedeutung: Prinzipiell sollte die Umstellung überlappend durchgeführt werden, dabei sollte die Vormedikation (alle applizierten Neuroleptika) umso langsamer schrittweise ausgeschlichen werden je länger und höher dosiert mit Neuroleptika therapiert wurde. Gleichzeitig mit dem Ausschleichen der Vormedikation sollte mit der Risperidon-Therapie bei geringer Dosierung begonnen werden.

Dabei ist besonderes Augenmerk auf eine bestehende Vormedikation mit sedierenden Neuroleptika (z. B. Clopenthixol, Perazin, Zotepin) zu richten. Um mögliche unangenehme Rebound-Phänomene (»Pseudo-Akathisie-artige« Symptome) durch zu schnelles Absetzen zu vermeiden, die unberechtigterweise dem Risperidon angelastet werden könnten, sollten diese sedierenden Antipsychotika besonders langsam schrittweise (Reduzierung der täglichen Dosis nur um etwa 25 mg - 50 mg pro Woche) ausgeschlichen und Risperidon langsam auftitriert werden.

Clozapin sollte bei erfolgreicher klinischer Wirksamkeit und guter Verträglichkeit nicht umgestellt werden. Wird dennoch ein Umstellen von Clozapin auf Risperidon erwogen, sollte die tägliche Clozapin-Dosis ebenfalls nur um etwa 25 mg - 50 mg pro Woche verringert werden. Bei einer reduzierten Clozapin-Tagesdosis von etwa 100 mg - 125 mg kann mit einem sehr langsamen Auftitrieren von Risperidon begonnen werden, während Clozapin weiter schrittweise ausgeschlichen wird. Eine andere Möglichkeit besteht darin, die reduzierte Clozapin-Tagesdosis abzusetzen und Risperidon bei zeitlich befristeter sedierender Begleitmedikation (vorzugsweise Benzodiazepine) langsam aufzutitrieren.

Auch Anticholinergika (z. B. Biperiden) sollten langsam ausgeschlichen werden. Um das Auftreten von extrapyramidalmotorischen Störungen infolge des Absetzens der Vormedikation zu vermeiden, sollte in der Regel in den ersten Wochen der Umstellungsphase, begleitend zur Risperidon-Medikation, ein Anticholinergikum gegeben werden. Dies ist vor allem bei Neuroleptika mit einer deutlichen anticholinergen Komponente zu erwägen, um möglichen Rebound-Phänomenen vorzubeugen.

Bei der Umstellung von Depot-Neuroleptika auf Risperidon sollte die Risperidon-Gabe in der Mitte des Injektionsintervalls begonnen werden. Bei langfristiger bzw. höher dosierter Vortherapie können weitere Injektionen des Depot-Neuroleptikums mit reduzierter Dosis erforderlich werden. Auch eine vorübergehende sedierende Begleitmedikation kann unter Umständen angezeigt sein.

Grundsätzlich können auch für das nicht sedierende atypische Neuroleptikum Sertindol ähnliche Umstellungsempfehlungen gegeben werden: Während die neuroleptische Vormedikation allmählich schrittweise ausgeschlichen wird, kann gleichzeitig die Therapie mit Sertindol nach dem empfohlenen Titrationsschema eingeleitet werden. Wurden allerdings als Vormedikation insbesondere Phenothiazine, die bekannterweise das QT-Intervall verlängern, gegeben, ist diese Umstellungsstrategie besonders umsichtig unter Durchführung regelmäßiger EKG-Kontrollen auszuführen. Erfolgte die Vorbehandlung jedoch mit Thioridazin oder Pimozid, so sind diese Neuroleptika vor Beginn der Sertindol-Therapie abzusetzen. Eine unter Umständen erforderliche sedierende Begleitmedikation (nach Thioridazin) sollte vorzugsweise mit Benzodiazepinen durchgeführt werden, um mögliche Rebound-Effekte zu vermeiden.

Nach sofortigem Absetzen sedierender Neuroleptika empfiehlt sich erfahrungsgemäß stets eine zusätzliche Sedierung.

Bei einer Umstellung von Depot-Neuroleptika kann die Behandlung mit Sertindol statt der nächsten Injektion nach entsprechendem Titrationsschema begonnen werden. Auch hier kann eventuell eine sedierende Begleitmedikation notwendig werden.

Auch vorher applizierte Anticholinergika müssen mindestens einen Monat lang nach der Umstellung auf Sertindol wegen möglicher Rebound-Phänomene der Vorbehandlung weiter gegeben und anschließend ausschleichend abgesetzt werden.

Patienten unter einer Erhaltungstherapie mit Sertindol sollten dann im allgemeinen keine anderen Neuroleptika erhalten.

Vorgehen bei ausreichendem therapeutischen Effekt

Wenn eine befriedigende therapeutische Wirkung erreicht ist, empfiehlt sich die Fortsetzung der Therapie mit möglichst niedriger aber unverändert ausreichender Dosierung für einige Wochen (Stabilisierungsphase). Die Feststellung und Beibehaltung der niedrigst wirksamen Dosis ist von großer Bedeutung, damit das Risiko für extrapyramidalmotorische Nebenwirkungen möglichst gering bleibt. Da es sich bekanntlich bei der Schizophrenie um eine chronisch rezidivierende Erkrankung handelt, würde ein vorzeitiges Absetzen der Neuroleptika bereits nach Abklingen der produktiv-psychotischen Symptome ein hohes Rezidivrisiko bedeuten. Aus seriösen Studien geht nämlich hervor, daß 60% der Ersterkrankten schon im ersten Jahr wieder ein Rezidiv erleiden, wenn keine neuroleptische Prophylaxe durchgeführt wird. Es ist inzwischen gut belegt, daß eine längerfristige Neuroleptikamedikation nicht nur eine symptomsupprimierende Wirkung auf psychotische Restsymptome, sondern auch einen rezidivprophylaktischen Effekt entfaltet. Angesichts dieser hohen Rezidivrate und wegen der zumeist gravierenden sozialen Konsequenzen einer schizophrenen Erkrankung empfiehlt die internationale Konsensuskonferenz von Brügge (sowie die Task Force Reports der American Psychiatric Association = APA) für schizophrene Ersterkrankte eine neuroleptische Rezidivprophylaxe für mindestens 1-2 Jahre (Tab. 3). Ausgenommen sind natürlich die schizophrenen Patienten, bei denen die unerwünschten Begleitwirkungen einer neuroleptischen Therapie schwerwiegender sind als die eventuellen Folgen eines schizophrenen Rückfalls, Patienten mit einem nur sehr kurz dauernden, mäßig ausgeprägten ersten schizophrenen Ereignis und schließlich Patienten, bei denen die Diagnose bezüglich Schizophrenie nicht sicher gestellt werden kann.

Da jedoch rund 10% aller Patienten, die allerdings nach bisherigem Kenntnisstand nicht im voraus identifiziert werden können, auch ohne Prophylaxe rezidivfrei bleiben, entschließen sich manche Therapeuten für eine Intervallbehandlung. Hierbei wird nach stabiler Remission die Neuroleptikamedikation, langsam schrittweise ausschleichend, abgesetzt. Auf jeden Fall ist abruptes Absetzen der Medikation zu vermeiden. Treten Prodromi eines Rezidivs auf, wird im Sinne der Frühintervention wieder neuroleptisch behandelt. Eine besonders gewissenhafte Überwachung gerade in der ersten Zeit nach Absetzen des Neuroleptikums ist dringend erforderlich. Es muß ein enger Kontakt des Arztes zum Patienten bestehen. Leider hat sich dieses an sich überzeugende therapeutische Vorgehen mit dem Ziel, das Nebenwirkungsrisiko (insbesondere das Risiko von Spätdyskinesien) zu reduzieren, in der Praxis nicht bewährt. Denn einige kontrollierte Studien beweisen klar, daß im Vergleich zur neuroleptischen Dauerbehandlung bei der Frühinterventionsstrategie viel häufiger Rezidive auftreten. Weiterhin ließen sich in diesen Studien auch nicht die erhofften Vorteile einer Intervallbehandlung hinsichtlich Nebenwirkungsrate sowie Lebensqualität nachweisen. Letztlich setzt das Konzept der Intervallbehandlung eine hohe Kooperationsbereitschaft beim Patienten voraus. Eine rezidiv-prophylaktische Langzeitbehandlung mit Neuroleptika hat somit prinzipiell Priorität.

Wenn also eine sehr langfristige oder sogar neuroleptische Dauertherapie indiziert ist, muß überlegt werden, ob anstelle der täglichen oralen Medikation eine Behandlung mit einem injizierbaren Depot-Neuroleptikum vorgenommen werden soll.

Indikation	APA-Empfehlung	Konsensus-Empfehlung
Nach einer schizophrenen Ersterkrankung	mindestens 1 - 2 Jahre	mindestens 1 - 2 Jahre
Bei Mehrfach-erkrankten (ab dem 2. Schub)	mindestens 5 Jahre	mindestens 5 Jahre
Mindestdosen für die neuroleptische Rezidivprophylaxe (Bei Unterschreiten dieser Dosen steigen die Rezidivraten deutlich an)		
Fluphenazindecanoat	6,5 - 12,5 mg	alle 2 Wochen
Flupentixoldecanoat	20 mg	alle 2 Wochen
Haloperidoldecanoat	50 - 60 mg	alle 4 Wochen
Haloperidol (oral)	2,5 mg	täglich
Fluphenazin (oral)	2,5 mg	täglich

Tab. 3: Empfehlungen zur Dauer und Mindestdosierung bezüglich der neuroleptischen Rezidivprophylaxe bei schizophrenen Psychosen

Neuroleptische Langzeitbehandlung

Die hauptsächliche Indikation für eine Langzeittherapie mit Neuroleptika ist die chronische Schizophrenie. Allerdings setzt eine Langzeitbehandlung chronisch schizophrener Patienten eine sorgfältige Abwägung des Nutzen-Risiko-Verhältnisses voraus. Entscheidend ist, daß bei einer notwendigen Langzeitbehandlung so früh wie möglich die niedrigste erforderliche Erhaltungsdosis herausgefunden wird. Ein ernsthaftes Problem jedoch kann bei einer neuroleptischen Langzeitmedikation die oft mangelhafte Compliance von Seiten des Patienten darstellen. Erfahrungsgemäß ist es selbst bei einer optimalen Betreuung in vielen Fällen nur schwer möglich, Patienten dazu zu bewegen, über einen längeren Zeitraum eine indizierte Langzeitmedikation zuverlässig einzunehmen. Die Einführung der injizierbaren Depotneuroleptika hat hier einen gewaltigen Fortschritt gebracht, da sie die Gewähr dafür bieten, daß Patienten die verordnete Dosis tatsächlich erhalten. Der Einsatz von Depotneuroleptika trägt wesentlich dazu bei, daß viele schizophrene Patienten ausschließlich ambulant behandelt werden können. Dadurch wird dem Hospitalismus entgegengewirkt und die Resozialisierung der Kranken gefördert. Die wesentlichen Vorteile der Applikation von injizierbaren Depotneuroleptika gegenüber einer oralen Medikation mit konventionellen Neuroleptika bei der Langzeittherapie der chronischen Schizophrenie liegen in einer Verbesserung der Compliance, der Wegorientierung des Patienten von seiner Krankheit, der Senkung der Rezidivquote, der Reduzierung der gesamten Krankenhausaufenthaltsdauer, der Verbesserung in der Betreuung ambulanter schizophrener Patienten, der Abnahme der Konflikte innerhalb der Familie, der günstigeren Pharmakokinetik, der geringeren Wirkstoffbelastung des Organismus und schließlich in einer Reduzierung der Arzneimittelkosten. Eine minimale Belastung des Organismus mit antipsychotischen Wirkstoffen ist deswegen schon erstrebenswert, weil zahlreiche Befunde in der Literatur darauf hinweisen, daß die Gesamtmenge von Neuroleptika, die ein Individuum im Laufe seines Lebens erhält, mit dem Spätdyskinesierisiko korreliert.

Übrigens zeigen sich bei Absetzversuchen von Depotneuroleptika in der Regel wesentlich weniger Bewegungsstörungen im Sinne der Spätdyskinesie als nach dem Absetzen von oralen konventionellen Neuroleptika.

Aber auch bei der Langzeittherapie mit injizierbaren Depotpräparaten muß eine regelmäßige Kontrolle der bestmöglichen Dosierung durchgeführt werden. Bei Verschlechterung der psychotischen Symptome muß die Injektionsdosis erhöht werden, bei stabilem Therapieerfolg oder bei Besserung kann eine sehr behutsame Reduktion der Dosis bzw. sogar ein Absetzversuch erwogen werden. Ein Absetzversuch setzt allerdings einen symptomfreien Medikationszeitraum von mindestens 6 Monaten voraus. Allgemein hängt der Zeitpunkt eines Absetzversuchs von der Häufigkeit der früher aufgetretenen Rezidive ab. Das Absetzen einer neuroleptischen Langzeitmedikation sollte prinzipiell mit schrittweiser Dosisreduktion über mehrere Monate erfolgen.

Die internationale Konsensuskonferenz von Brügge schlägt bezüglich neuroleptischer Langzeittherapie folgendes therapeutisches Vorgehen vor:

1. Bei mehrfach erkrankten schizophrenen Patienten (2 Schübe oder mehr) sollte eine neuroleptische Rezidivprophylaxe über mindestens 5 Jahre durchgeführt werden (siehe Tab. 3). Verschiedene Untersuchungen mit mehrfach Erkrankten zeigen, daß ohne neuroleptischen Schutz rund 75% der Patienten bereits im ersten Jahr nach Absetzen der Neuroleptika erneut rezidivieren, wobei dieses hohe Rückfallrisiko nachweislich über mindestens 5-7 Jahre fortbesteht.

2. Bei schizophrenen Mehrfacherkrankten mit Fremd- oder Selbstgefährdung kann eine zeitlich nicht begrenzte, möglicherweise lebenslange neuroleptische Rezidivprophylaxe notwendig sein.

Wesentliche Vorzüge der Depotneurolepsie können allerdings auch auf neuere atypische Neuroleptika (Olanzapin, Risperidon, Sertindol) übertragen werden.

Insbesondere mit Risperidon (Risperdal®) konnten inzwischen reichhaltige therapeutische Erfahrungen gewonnen werden: Im Vergleich zu konventionellen Neuroleptika wie Haloperidol zeigt Risperidon eine statistisch signifikante überlegene Wirkung auf die Plus- und Minussymptome sowie auf die Gesamtsymptomatik. Eine zusätzlich bessere Verträglichkeit vergleichsweise zu klassischen Neuroleptika, fehlende Sedierung, reduzierte Inzidenz von EPS und Erhalt der kognitiven Leistungsfähigkeit unter einer Therapie mit Risperidon schaffen im Rahmen eines therapeutischen Gesamtkonzeptes die Voraussetzung für eine gute Akzeptanz der Medikation von Anfang an und damit für die erforderliche hohe Therapietreue. Gleichzeitig wird die soziale Reintegration des Patienten erleichtert. Bei erheblicher Verbesserung der Lebensqualität schizophrener Patienten ist Risperidon folglich auch für eine Langzeittherapie gut geeignet.

Außerdem hat Risperidon nachweislich einen positiven Einfluß auf die Kosten im Gesundheitswesen, da es die Zahl der Krankenhauseinweisungen um 60% und die Dauer des Krankenhausaufenthaltes um 20% reduzieren kann.

Kombination verschiedener Neuroleptika

Es kann sinnvoll sein, Neuroleptika zu kombinieren, die sich in ihren klinischen Wirkungsprofilen wesentlich unterscheiden. Beispielsweise bei erregten Manien oder bei erregten schizophrenen Patienten kann therapeutisch äußerst vorteilhaft sein, ein antipsychotisch hochpotentes Neuroleptikum mit einem schwachpotenten, aber ausgeprägt sedativ wirkenden Neuroleptikum zu kombinieren. Auch bei stark angsthaften Psychosen und bei Schlafstörungen psychotischer Patienten wird eine Kombination mit einem stärker sedativ wirkenden Neuroleptikum angeraten. Meist jedoch reicht ein Neuroleptikum aus. Es ist auch therapeutisch unnütz und für die Behandlung viel zu unübersichtlich, mehr als zwei Neuroleptika zu kombinieren. Die Kombination bzw. Mehrfachkombination von Neuroleptika mit analogem klinisch-pharmakologischen Wirkungsspektrum ist ein gravierender Fehler. Hierdurch wird nämlich nur ein Minimum an therapeutischem Effekt bei einem Maximum an unerwünschten Nebenwirkungen erreicht.

Reserveneuroleptikum Clozapin

Seit dem 1. Januar 1979 ist die Therapie mit Clozapin (Leponex®) beschränkt auf die Behandlung von Patienten mit schweren psychotischen Störungen, die nachweislich auf andere Mittel nicht oder nur völlig unzureichend angesprochen haben oder die auch mit starken extrapyramidalmotorischen Nebenwirkungen, insbesondere Spätdyskinesien, reagieren und bei denen die Durchführung der vorgeschriebenen, insbesondere hämatologischen Überwachungsmaßnahmen gewährleistet ist (= kontrollierte Anwendung). Clozapin kann, wenn auch in seltenen Fällen, zu einer Blutzellschädigung mit dem Ergebnis einer Agranulozytose führen. Clozapin besitzt gegenüber konventionellen Neuroleptika ein pharmakologisch atypisches Wirkungsspektrum. Clozapin verbindet starke initial-dämpfende mit antipsychotischen Wirkungsqualitäten, ohne daß ein pharmakogenes Parkinsonoid oder Spätdyskinesien auftreten.

Im Gegensatz zu anderen Neuroleptika beeinflußt Clozapin kaum die Dopaminrezeptoren im dopaminergen nigrostriatalen Neuronensystem, erhöht nicht bei chronischer Gabe im Striatum die Dichte der Dopaminrezeptoren, besitzt postsynaptisch einen deutlich geringeren dopaminblockierenden Effekt und führt nicht zu der Entwicklung einer Überempfindlichkeit von Dopaminrezeptoren. Gleichzeitig zeigt Clozapin eine stark anticholinergische Wirkung.

Hochdosis-Therapie

In den letzten Jahren wurde im Rahmen entsprechender Untersuchungen die Wirksamkeit extrem hoher Neuroleptikadosen (Hochdosistherapie) geprüft. Es wurde z. B. Haloperidol zwischen 40 und 200 mg täglich, auch über längere Zeit, gegeben. Obwohl festgestellt werden konnte, daß bei einigen therapieresistenten Patienten Maximaldosierungen zu Besserungen führten, wird eine derartige Therapie nicht mehr empfohlen, weil sich gegenüber den niedrigeren Dosierungen kaum therapeutische Vorteile ergaben und gleichzeitig das Nebenwirkungsrisiko als zu hoch erschien. Eine Hochdosisbehandlung sollte nur in absolut notwendigen, pharmakokinetisch begründbaren Ausnahmefällen zeitlich begrenzt bei therapieresistenten schizophrenen Patienten erfolgen. Insbesondere muß auf das Risiko einer schnellen Entwicklung von Spätdyskinesien aufgrund der rasanten Erhöhung von Dopaminrezeptoren und der gleichzeitigen Ausbildung einer Rezeptorenhypersensibilität im Striatum hingewiesen werden.

Inzwischen ist erfreulicherweise eine Abwendung von früher üblichen Neuroleptika-Hochdosierungen sowie gleichzeitig eine Tendenz zu niedrigeren Anfangsdosierungen erkennbar. Möglicherweise hängen diese rationalen Behandlungsentscheidungen mit den in den letzten Jahren erschienenen Metaanalysen zusammen, die als bewährte Tagesdosis bei der oralen Akutbehandlung einen Bereich zwischen 5 und 15 mg Haloperidoläquivalent vorschlagen.

Therapie mit Neuroleptika beim alten Menschen

Neben psychopathologischen Faktoren sind für eine andersartige Wirkungsweise von Psychopharmaka beim alten Menschen eine Vielzahl von somatischen Parametern verantwortlich und zwar in erster Linie morphologische und biochemische Altersveränderungen des Gehirns, Veränderungen in der Pharmakokinetik und -dynamik und schließlich des Nebeneinanderbestehens mehrerer Krankheitsprozesse.

So führen Neuroleptika bei älteren Patienten häufiger zu orthostatischen Kreislaufstörungen, kardiotoxischen, anticholinergen und extrapyramidalen Syndromen.

Neben der Wahl einer geeigneten Applikationsform ist schon zu Therapiebeginn auf eine sehr vorsichtige, einschleichende Dosierung zu achten und sind während der gesamten Behandlungszeit möglichst niedrige Neuroleptikadosen zu geben.

Neuroleptika in der Schwangerschaft

Grundsätzlich sind bei der Gabe von Neuroleptika in der Schwangerschaft keine erhöhten Mißbildungsraten festgestellt worden. Eine risikofreie Anwendung ist dennoch nicht erwiesen. Demzufolge sollen Neuroleptika im ersten Trimenon der Schwangerschaft nur bei zwingender Indikation und in der geringstmöglichen Dosierung verordnet werden. Vorzugsweise sind Neuroleptika aus der Butyrophenonreihe, insbesondere Haloperidol, zu geben. An zweiter Stelle können auch die Phenothiazine Berücksichtigung finden. Bedeutsam ist jedoch, daß beim Neugeborenen auf Nebenwirkungen, vor allem auf extrapyramidalmotorische Störungen, geachtet wird.

Leitlinien für eine neuroleptische Therapie verschiedener Syndrome

(Einteilung der schizophrenen Störungen nach ICD-10)

In teilweiser Anlehnung an H.W. Schied ist folgendes therapeutisches Vorgehen zu empfehlen:

Paranoide Schizophrenie

(Vorwiegend produktiv psychotische Symptome wie Wahnvorstellungen und akustische Halluzinationen, befehlende Stimmen; eingegebene, von außen gelenkte Gedanken; Erregung, Angst)
stark antipsychotisch wirkende, hochpotente Neuroleptika aus der Butyrophenongruppe:
z. B. Haloperidol (z. B. Haldol®-Janssen)
     Benperidol (z. B. Glianimon®)
     Trifluperidol (Triperidol®)
oder aus der
Piperazinyl-Phenothiazingruppe:
z. B. Fluphenazin (z. B. Dapotum®, Lyogen®)
     Perazin (z. B. Taxilan®)
     Perphenazin (z. B. Decentan®)
oder atypische Neuroleptika:
z. B. Risperidon (Risperdal®) + Sedierung (bei agitierten Patienten), vorzugsweise Benzodiazepine, aber auch niedrigpotente Neuroleptika (zeitlich befristet).
     Sertindol (Serdolect®) + eventuelle Sedierung (Benzodiazepine), allerdings nicht bei akut-erregten Patienten einsetzen.
     Olanzapin (Zyprexa®)

Katatone Schizophrenie

(Psychomotorische Hemmung oder Wechsel zwischen Stupor und Erregung; Befehlsautomatie; eventuell Halluzinationen und Wahn, blinde Aggressivität)
hochpotente Neuroleptika:
z. B. Haloperidol (z. B. Haldol®-Janssen) in hoher Dosierung oder
     Trifluperidol (Triperidol®)

Lebensbedrohliche Katatonie

(Stupor; Exsikkose; Fieber; Tachykardie; Elektrolytverschiebungen)
z. B. Haloperidol (z. B. Haldol®-Janssen) in hoher Dosierung oder
     Trifluperidol (Triperidol®), soweit die wirksamere Elektrokrampftherapie nicht durchführbar ist.

Hebephrene Schizophrenie

(Fehlen von Distanzgefühl; läppisch etc.)
Neuroleptika mit sedierender Wirkung in mittleren bis hohen Dosierungen:
z.B. Chlorprothixen (z.B. Truxal®)
  Levomepromazin (z.B. Neurocil®)
  Perazin (z.B. Taxilan®)
  eventuell Kombinationen von hochpotenten und sedierenden Neuroleptika
  oder Risperidon (Risperdal®) + event. Sedierung
  Olanzapin (Zyprexa®)

Schizophrenia simplex

(Kontaktstörung, Autismus, Interessenlosigkeit, Vitalitätsverlust)
zuverlässig antipsychotisch wirksames Neuroleptikum mit antriebssteigerndem Effekt
z.B. Pimozid (Orap®)
  Risperidon (Risperdal®)
  Sertindol (Serdolect®)
  Olanzapin (Zyprexa®)

Schizophrenes Residuum

(Chronisches Stadium der Schizophrenie mit überwiegend »negativen« schizophrenen Symptomen wie psychomotorischer Verlangsamung, Antriebsmangel, Affektverflachung, sozialer Isolation etc., Minussymptomatik)
Versuch mit
z.B. Clozapin (Leponex®)
  Risperidon (Risperdal®)
  Sertindol (Serdolect®)
  Olanzapin (Zyprexa®)

Wahnhafte Störung (Paranoia)

(Systemisierte Wahnideen)
Stärker wirksame Neuroleptika (auch Depotpräparate), Versuch auch mit Thioridazin (z.B. Melleril®) in niedriger bis mittlerer Dosierung

Abschließend muß betont werden, daß die neuroleptische Behandlung verbunden mit Soziotherapie und Psychotherapie ein unverzichtbares Instrument darstellt, das überlegt, sparsam und vorsichtig eingesetzt werden soll.

Rezeptorbindungsprofile von Neuroleptika

Klinische Wirkprofile korrelieren mit Rezeptorbindungsprofilen

In den letzten Jahren konnten wertvolle Erkenntnisse aus der neurophysiologischen und psychopharmakologischen Forschung gewonnen werden. Erst relativ spät wurde auch die Pharmakokinetik und Pharmakodynamik bei zentral wirksamen Substanzen in die Forschung miteinbezogen. So ist unser aktueller Wissensstand hinsichtlich der neurobiochemischen Wirkungsweise von Psychopharmaka noch sehr begrenzt. Zweifelsohne nehmen bei diesem komplexen Geschehen verschiedene Neurotransmitter eine zentrale Stellung ein. Neuroleptika greifen unterschiedlich in die physiologischen Funktionen der Neurotransmitter ein. Von wesentlicher Bedeutung sind auch die unterschiedlichen Effekte bei kurzfristiger bzw. bei längerdauernder Gabe von Antipsychotika.

Neuroleptika besitzen verschiedene klinische Basiswirkungen, die bei den einzelnen Wirksubstanzen zum Teil sehr unterschiedlich ausgeprägt sind. Somit ergeben sich für die diversen Neuroleptika spezifische klinische Wirkprofile. Diese korrelieren nämlich mit den entsprechenden Rezeptorbindungsprofilen. Die einzelnen Neuroleptika blockieren nicht nur Dopaminrezeptoren, sondern in unterschiedlicher Ausprägung auch noch Rezeptoren der Neurotransmitter Noradrenalin, Serotonin, Acetylcholin und Histamin, wobei die unterschiedliche Affinität zu den verschiedenen Rezeptoren eine gewichtige Rolle spielt.

Funktion der Rezeptoren

Neuroleptika vermitteln also ihre Wirkung über Rezeptoren. Rezeptoren sind spezialisierte Membranproteinstrukturen, die die Fähigkeit besitzen, Neurotransmitter (Agonisten) und Pharmaka-Antagonisten an sich zu binden, so daß sie miteinander in Konkurrenz um freie Bindungsstellen treten. Der Agonist bewirkt einen Reiz, der eine physiologische Antwort auslöst; der Antagonist blockiert den Rezeptor und verhindert gleichzeitig eine physiologische Beeinflussung der postsynaptischen Membran durch den ungebundenen Neurotransmitter. Für die Bindung eines Wirkstoffes an einen Rezeptor sind bestimmte chemische Gruppen in entsprechender räumlicher Position notwendig. Diese speziellen chemischen Eigenschaften haben sowohl Einfluß auf die Wirkintensität (Ausmaß der Wirkung und Nebenwirkung) als auch auf die Affinität (Wirkungsstärke). Kennzeichnend für Substanzen mit strukturspezifischen Effekten ist, daß oft schon geringfügige Abänderungen der chemischen Struktur die Wirkungsweise, die Wirkungsintensität und die Affinität ändern können.

Antipsychotische Wirkung der Neuroleptika

Bekanntlich korrelieren psychotische Krankheitsbilder (mit schizophrener Plussymptomatik) in hohem Maße mit einer exzessiven Freisetzung der Transmittersubstanz Dopamin in den zentralen Synapsen und einer Überstimulation postsynaptischer Dopaminrezeptoren. Das primäre Wirkprinzip aller Neuroleptika beruht auf der Dämpfung des pathologisch überaktiven Dopamin-Systems in limbischen Hirnarealen. Die antipsychotische Wirkung der Neuroleptika besteht folglich in einer wirksamen Dopamin-Rezeptorenblockade, in erster Linie der postsynaptischen D_2-Rezeptoren im limbischen System (Abb. 6). Dadurch wird die Effektivität des Dopamins als Transmitter reduziert. Blockierende Eigenschaften von Neuroleptika auf andere Neurotransmitterrezeptoren (eine Ausnahme allerdings bildet die Blockade von Serotoninrezeptoren) sind für die Therapie weniger von Effizienz, sondern sind vor allem bedeutsam für klinisch relevante Begleiteffekte und Nebenwirkungen. Der D_2-Rezeptor gilt also weiterhin als die Zielstruktur zur Behandlung psychotischer Phänomene.

Unterschiedliche Affinität von Neuroleptika zu D_1- und D_2-Rezeptoren

Die einzelnen Neuroleptika besitzen allerdings eine unterschiedliche Affinität zu den D_1- und D_2-Rezeptoren:
Die Phenothiazine Perphenazin und Fluphenazin zeigen eine etwas höhere Affinität zu D_2- als zu D_1-Rezeptoren. Die Butyrophenone Haloperidol, Bromperidol und das Diphenylbutylpiperidin Pimozid blockieren D_2-Rezeptoren wesentlich stärker als D_1-Rezeptoren.
Benzamide wie Sulpirid antagonisieren praktisch nur D_2-Rezeptoren. Die Thioxanthene Flupentixol und Clopenthixol blockieren D_1- und D_2-Rezeptoren fast in gleichem Ausmaß (Tab. 4).
Inwieweit eine verstärkte D_1-Rezeptorenblockade (über D_1-Rezeptoren erfolgt eine Stimulierung des Enzyms Adenylatzyklase mit entsprechenden Effekten) sich nachteilig auf zeitlich befristete Effekte wie Ausschüttung von Hormonen und auf langfristige Wirkungen wie Erinnerungsbildung, Gedächtnis, Lernen auswirken kann, kann zur Zeit noch nicht beurteilt werden.

Abb. 6: Blockade postsynaptischer Dopamin-D$_2$-Rezeptoren durch Neuroleptika

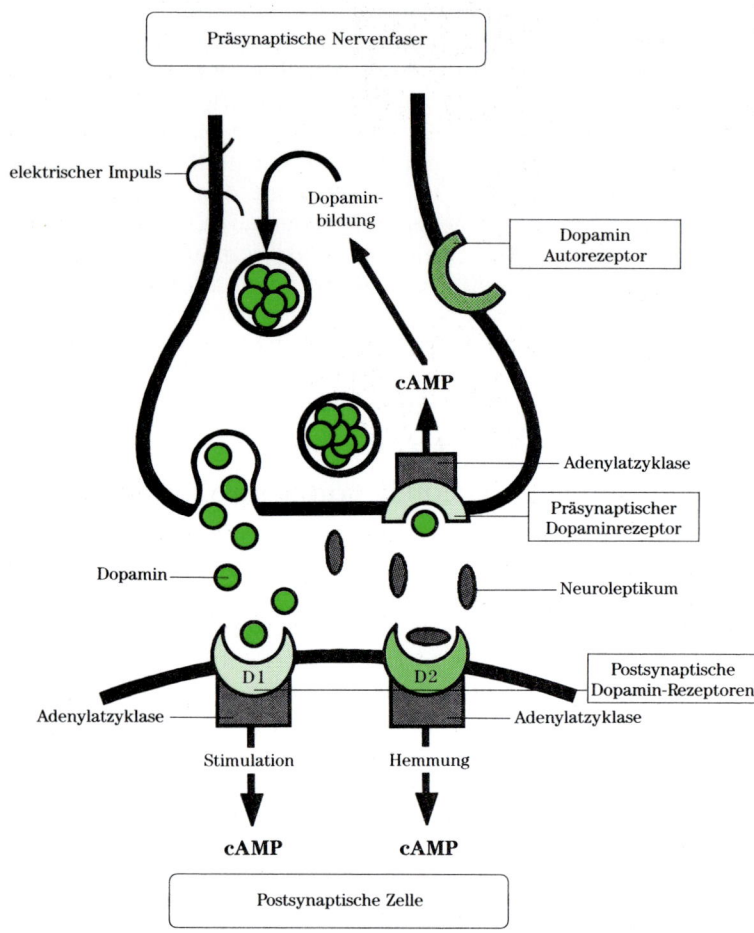

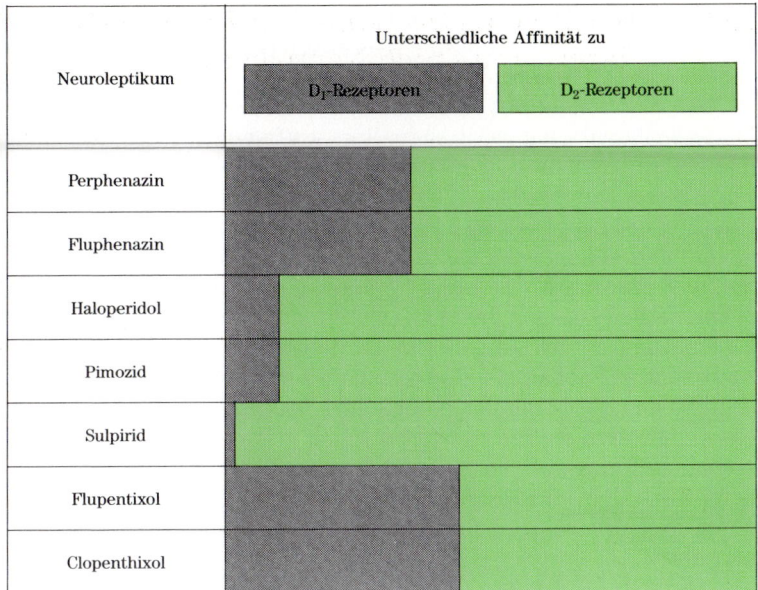

Neuroleptikum	Unterschiedliche Affinität zu	
	D₁-Rezeptoren	D₂-Rezeptoren
Perphenazin		
Fluphenazin		
Haloperidol		
Pimozid		
Sulpirid		
Flupentixol		
Clopenthixol		

Tab. 4: Unterschiedliche Affinität verschiedener
Neuroleptika zu D_1- und D_2-Rezeptoren

Affinität von Neuroleptika zu möglichen Neurotransmitterrezeptoren

Die einzelnen Neuroleptika können außer Dopaminrezeptoren noch Rezeptoren der Überträgerstoffe Noradrenalin, Serotonin, Acetylcholin und Histamin blockieren. Die sehr unterschiedlichen klinischen Wirk- und Nebenwirkungsprofile lassen sich teilweise durch ihre Pharmakokinetik und zum größten Teil anhand der Rezeptorbindungsprofile erklären:

Bindung an Dopaminrezeptoren

Wie bereits dargestellt, beruht die antipsychotische Wirkung der Neuroleptika hauptsächlich auf einer Dopaminrezeptorenblockade, in erster Linie der D_2-Rezeptoren im limbischen System. Neuroleptika mit hohem antipsychotischen Effekt bezüglich der Plussymptomatik zeigen daher eine ausgeprägte selektive D_2-Rezeptorenblockade (Benperidol, Bromperidol, Haloperidol, Pimozid). Allerdings bedeutet auch feste Bindung an D_2-Dopaminrezeptoren im nigrostriatalen System eine Auslösung extrapyramidalmotorischer Nebenwirkungen. Sulpirid, Sertindol, Olanzapin, Thioridazin und Clozapin dagegen haben nur äußerst geringe blockierende Eigenschaften im dopaminergen nigrostriatalen System. Neuroleptika führen übrigens durch Blockade der Dopamin-D_2-Rezeptoren im tuberoinfundibulären System zu einem Anstieg des Prolaktins, wodurch unerwünschte endokrine Wirkungen resultieren (Galaktorrhö, Gynäkomastie, Menstruationsstörungen).

Es ist von Bedeutung, daß eine wirksame Dopaminrezeptorenblockade bereits mit geringsten Wirkstoffmengen im Sinne einer minimalen Arzneimittelwirkstoffbelastung für den Organismus erreicht wird. Durch kleine Wirkstoffmengen wird die Detoxikationsfunktion der Leber weniger in Anspruch genommen. Dies spielt vor allem dann eine gewichtige Rolle, wenn ein multimorbider Patient mehrere Pharmaka gleichzeitig einnehmen muß. Auch durch eine mögliche Reduzierung der Häufigkeit der täglichen Medikamentengabe aufgrund der langen Eliminationshalbwertszeiten mancher Neuroleptika ist ebenfalls eine geringere Substanzbelastung gegeben. Schließlich ist eine minimale Belastung des Organismus mit antipsychotischen Wirkstoffen deswegen schon erstrebenswert, weil zahlreiche Befunde in der Literatur darauf hinweisen, daß, wie bereits erwähnt, die Gesamtmenge von Neuroleptika, die ein Individuum im Laufe seines Lebens erhält, mit dem Spätdyskinesierisiko korreliert.

Bindung an Serotoninrezeptoren

Inzwischen bestätigten neuere Forschungsergebnisse, daß funktionelle Wechselwirkungen zwischen dem serotoninergen und dopaminergen System bestehen. Es wurden übrigens hohe Serotoninspiegel im Blut von Schizophrenen gefunden. Eine besondere Rolle spielt neben dem Dopamin-D_2-Rezeptor insbesondere die Serotonin-5-HT_2-Bindungsstelle. Es wurde nämlich beobachtet, daß bei gleichzeitiger ausgewogener Blockade dieser Rezeptoren durch Ritanserin, einem spezifischen, zentral wirksamen 5-HT_2-Antagonisten in Kombination mit einem selektiven D_2-Antagonisten die Minus- und Affektsymptomatik in günstiger Weise reduziert und extrapyramidalmotorische Störungen erheblich abgeschwächt werden konnten, während die Plussymptomatik gleichzeitig unter Kontrolle blieb. Somit erweitert der Serotonin-5-HT_2-Antagonismus die therapeutische Wirkung der Neuroleptika und optimiert zugleich die Compliance.

Aufgrund dieser Schlußfolgerung wurde das atypische Benzisoxazol-Neuroleptikum Risperidon, eine Verbindung mit überwiegendem 5-HT_2- und potentem Dopamin-D_2-Antagonismus, entwickelt. In-vitro-Bindungsstudien stellten Risperidon als einen äußerst potenten Serotonin-5-HT_2-Antagonisten mit gleichzeitiger Affinität zu den Dopamin-D_2-, Histamin-H_1- und Alpha-1-adrenergen Rezeptoren, jedoch ohne Affinität zu den cholinergen Muscarin-Rezeptoren, dar. Während viele klassische Neuroleptika primär die Dopamin-D_2-Rezeptoren blockieren, besitzt Risperidon eine etwa 20fach höhere Affinität zu den Serotonin-5-HT_2-Rezeptoren als zu den Dopamin-D_2-Rezeptoren.

Im Vergleich zu den ebenfalls atypischen Neuroleptika Zotepin und Clozapin scheint bei Risperidon dieses Affinitätsverhältnis besonders ausgewogen zu sein: Niedrige Dosierungen von Risperidon führen bereits zu einer Besetzung der 5-HT$_2$-Rezeptoren, während Dopamin-D$_2$- bzw. Histamin-H$_1$-Rezeptoren noch weitestgehend unbeeinflußt bleiben. Eine Blockade von 5-HT$_2$-Rezeptoren bewirkt aber gleichzeitig eine Stimulation von 5-HT$_{1A}$-Rezeptoren, die schließlich zu einer Aktivierung des Dopaminstoffwechsels vor allem im frontalen Kortex führt (Abb. 7).

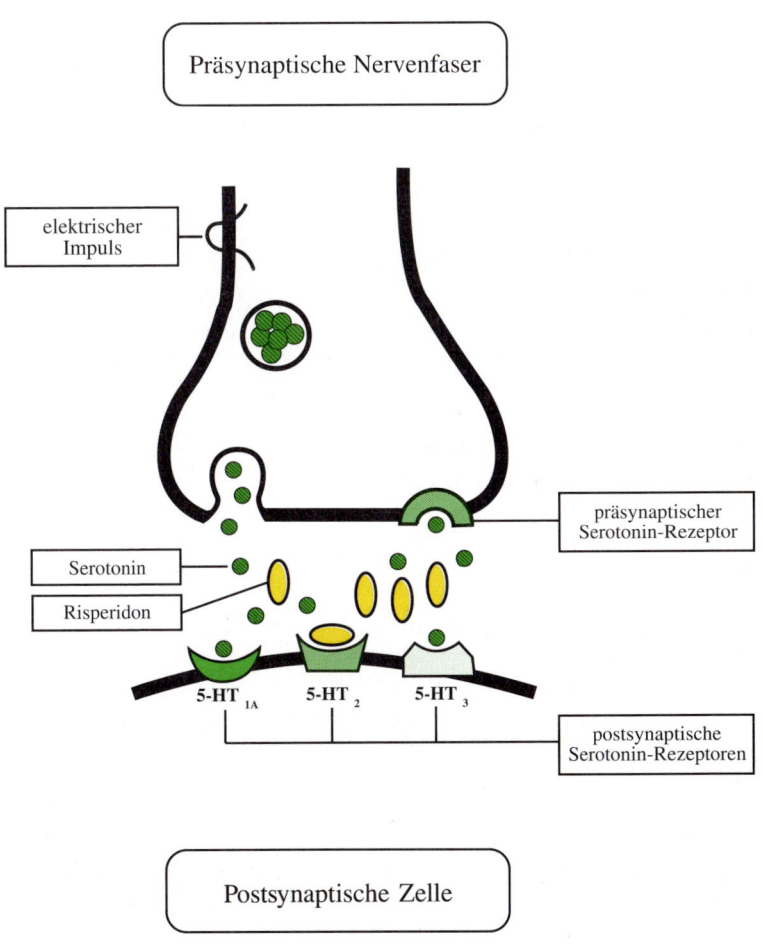

Abb. 7: Blockade postsynaptischer Serotonin-5-HT$_2$-Rezeptoren durch Risperidon

Hierdurch kann die Wirkung des Risperidons für die Therapie der chronischen Schizophrenie mit überwiegender Minussymptomatik erklärt werden. Bei etwas höheren Dosen ist mit Risperidon ein günstiger Einfluß auf Minus- und Plussymptomatik, ohne jedoch kaum extrapyramidale Symptome zu erzeugen, zu erwarten. Vergleichsweise zu Haloperidol wird hier der antipsychotische Effekt durch einen niedrigeren Besetzungsgrad der D_2-Rezeptoren (insbesondere in limbischen Arealen) erreicht, wobei gleichzeitig ein geringeres Risiko für ein neurologisches Ungleichgewicht in diversen Hirnregionen resultiert. Bei höheren Dosen werden ausgeprägtere Effekte bezüglich der Plussymptomatik erzielt, wobei jedoch der Dopamin-Antagonismus durch den vorherrschenden Serotonin-Antagonismus moduliert wird, sodaß extrapyramidale Nebenwirkungen in der Regel nur in geringerem Ausmaß zu erwarten sind. Der modulierende Effekt wirkt schließlich einer Überblockade von postsynaptischen Dopamin-D_2-Rezeptoren im Nigrostriatum entgegen.

Das Gleichgewicht einer vollständigen 5-HT_2-Rezeptorenbesetzung und einer teilweisen D_2-Rezeptorenokkupation bietet somit die Grundlage für die günstige therapeutische Wirkung von Risperidon sowohl auf die positive als auch auf die negative Symptomatik der Schizophrenie bei einer gleichzeitig geringen Neigung zu extrapyramidalen Nebenwirkungen.

Neben Risperidon kann auch Zotepin als S_2/D_2-artiger Antagonist (SDA-Antipsychotikum) mit antidepressivem Effekt eingestuft werden. Auch den bereits zugelassenen neuen atypischen Neuroleptika Olanzapin und Sertindol sowie den noch nicht eingeführten atypischen Substanzen Quetiapin und Ziprasidon ist gemeinsam, daß sie eine potentere Affinität zu den 5-HT_2- als zu den D_2-Rezeptoren besitzen. Minussymptome können sich daher unter allen vier Antipsychotika bessern.

Olanzapin ähnelt in der chemischen Struktur und im Rezeptorbindungsprofil auffallend dem Clozapin. Es interagiert somit mit einer größeren Anzahl zentraler Rezeptorsysteme. Neben Serotonin-5-HT_2- und Dopamin-(D_1, D_2, D_4)-Rezeptoren beeinflußt Olanzapin ausgeprägt Alpha-1-Adreno- und Histamin-H_1-Rezeptoren (sedierende Wirkung). Zudem wirkt diese Substanz relativ stark anticholinerg und ähnelt auch in dieser Beziehung dem Clozapin. Olanzapin hemmt die dopaminerge Aktivität vorwiegend im mesolimbischen System, die ja bei psychotischen Erkrankungen eine entscheidende Rolle spielt. Demgegenüber werden die striatalen Dopaminrezeptoren, deren intensive Blockade für die extrapyramidalmotorischen Nebenwirkungen verantwortlich ist, nur gering beeinflußt. Daher zeigt Olanzapin in einem bestimmten Dosierungsbereich kaum EPS.

Sertindol hat eine sehr hohe Affinität zum Serotonin-5-HT_2- und Dopamin-D_2-Rezeptor, aber auch zum Alpha-1-Adreno-Rezeptor. Kaum beeinflußt werden muscarinerge Acetylcholin- und Histamin-H_1-Rezeptoren. Sertindol stellt ebenfalls aufgrund seiner atypischen

Eigenschaften mit präferentieller Hemmung mesolimbischer dopaminerger Strukturen (geringe Inzidenz von EPS) und fehlender Sedierung eine beachtenswerte neue Substanz für die Therapie schizophrener Patienten, insbesondere bei vorherrschenden Minussymptomen dar.

Auch Quetiapin antagonisiert 5-HT$_2$-Rezeptoren stärker als D$_2$-Rezeptoren. Außerdem besitzt die Wirksubstanz eine deutliche Affinität zu Histamin-H$_1$- sowie Alpha-1-Adreno-Rezeptoren. Blockierende Einflüsse auf Alpha-1-adrenerge Rezeptoren haben kardiovaskuläre Nebenwirkungen wie orthostatische Dysregulation zur Folge. Quetiapin, das eine positive Wirkung auf Plus- und Minussymptome zeigt, kann als mittelpotent eingestuft werden. Da die striatalen Dopaminrezeptoren ebenfalls nur gering beeinflußt werden, ist mit einer geringen EPS-Inzidenz zu rechnen.

Ziprasidon, ein atypisches Neuroleptikum mit überwiegendem 5-HT$_2$- und potentem Dopamin-D$_2$-Antagonismus sowie einer mittleren Affinität zu Alpha-1-Adreno-Rezeptoren, bewirkt zusätzlich eine Serotonin- und Noradrenalin-Wiederaufnahmehemmung wie Amitriptylin. Die bisher vorliegenden klinischen Daten lassen auf eine geringe Auslösung extrapyramidalmotorischer Störungen schließen.

Bindung an Alpha-1- adrenergen Rezeptoren (Noradrenalinrezeptoren)

Neuroleptika, die ein höheres Blockierungspotential für Alpha-1- Noradrenalinrezeptoren besitzen, können kardiovaskuläre Nebenwirkungen wie Hypotension, Schwindel und Reflex-Tachykardie, sedative Effekte und sexuelle Störungen auslösen.

Bindung an Histaminrezeptoren

Blockierende Einflüsse von Neuroleptika auf Histaminrezeptoren haben unter Umständen hypnosedative Effekte wie Übersedierung und Somnolenz, Hypotension und Gewichtszunahme zur Folge.

Bindung an Acetylcholinrezeptoren

Neuroleptika mit entsprechender Affinität zu Acetylcholinrezeptoren können zu einer ganzen Reihe unerwünschter Begleitwirkungen wie Obstipation, Mundtrockenheit, Sehstörungen, Harnverhalten, Gedächtnisstörung und Sprachhemmung führen. Weiterhin kann es zu einer Reduzierung oder sogar Umkehr der antipsychotischen Wirkung kommen.

Neben den unerwünschten Begleitwirkungen, die durch blockierende Einflüsse von Neuroleptika auf diverse Neurotransmitterrezeptoren resultieren, können weitere substanzbedingte Nebenwirkungen auftreten. Hier sind vor allem Blutbildveränderungen, EKG-Veränderungen, Herzrhythmusstörungen, hepatische Störungen, ophthalmologische und dermatologische Störungen anzuführen.

Beeinflussung der Genexpression durch Neuroleptika

Mit besonderem Interesse werden die bisherigen Erkenntnisse zur Wirkung von Neuroleptika auf eine Gruppe von Genen, die als »immediate early genes« (IEG) bezeichnet werden, beobachtet. Diese IEGs, deren Expression bereits kurze Zeit nach Stimulation gesteigert ist und die als Transkriptionsfaktoren wiederum andere Gene steuern, stellen möglicherweise ein Wirkprinzip dar, worüber ein Teil der adaptiven Vorgänge der Neuroleptika vermittelt wird. Clozapin, Sertindol, Risperidon und Olanzapin (Risperidon und Olanzapin in mittlerer Dosierung) führen zu einer Erhöhung der Expression des sogenannten IEGs c-fos nur in neuronalen Arealen, die für die antipsychotische Wirkung maßgeblich sind, wie dem Nucleus accumbens oder dem präfrontalen Kortex, während Neuroleptika, die ausgeprägte EPMS auslösen, auch im Striatum zu einer Erhöhung der c-fos-Expression führen. Die Genaktivierung im Striatum steht wahrscheinlich im Zusammenhang mit extrapyramidalmotorischen Nebenwirkungen klassischer Neuroleptika.

Ähnlich können auch die Effekte auf die Neurotensin (NT)-Spiegel (das Peptid Neurotensin fungiert als Kotransmitter von Dopamin) und die NTmRNA-Expression als Unterscheidungsmerkmale für die regionalspezifische Wirkung atypischer Antipsychotika und zur Differenzierung von Neuroleptika (NL) mit hoher (klassische NL) und niedriger EPMS-Häufigkeit (atypische NL) dienen. Beispielsweise erhöht Haloperidol signifikant die mRNA-Expression für Neurotensin und die NT-Spiegel sowohl im Nucleus accumbens als auch im Striatum, Clozapin nur im Nucleus accumbens.

Durch die richtige Auswahl möglichst spezifisch wirksamer Neuroleptika und durch eine individuelle Dosisanpassung läßt sich ein Maximum an therapeutischer Wirkung bei einem Minimum an unerwünschten Nebenwirkungen erreichen.
Neuroleptika zeigen charakteristische Rezeptorbindungsprofile.
Rezeptorbindungsprofile von Neuroleptika veranschaulichen, inwieweit neben einer Dopaminrezeptorenblockade auch weitere Neurotransmitterrezeptoren beeinflußt werden (Abb. 8).

Abb. 8: Rezeptorbindungsprofile diverser Neuroleptika in vitro

Butyrophenone

Weitgehend selektive Dopamin-Antagonisten (hohe antipsychotische Wirkung) bzw. Serotonin-Antagonisten (hohe anxiolytische Wirkung), geringe Substanzbelastung, gute Organverträglichkeit (Herz, Leber, Niere, Blut).

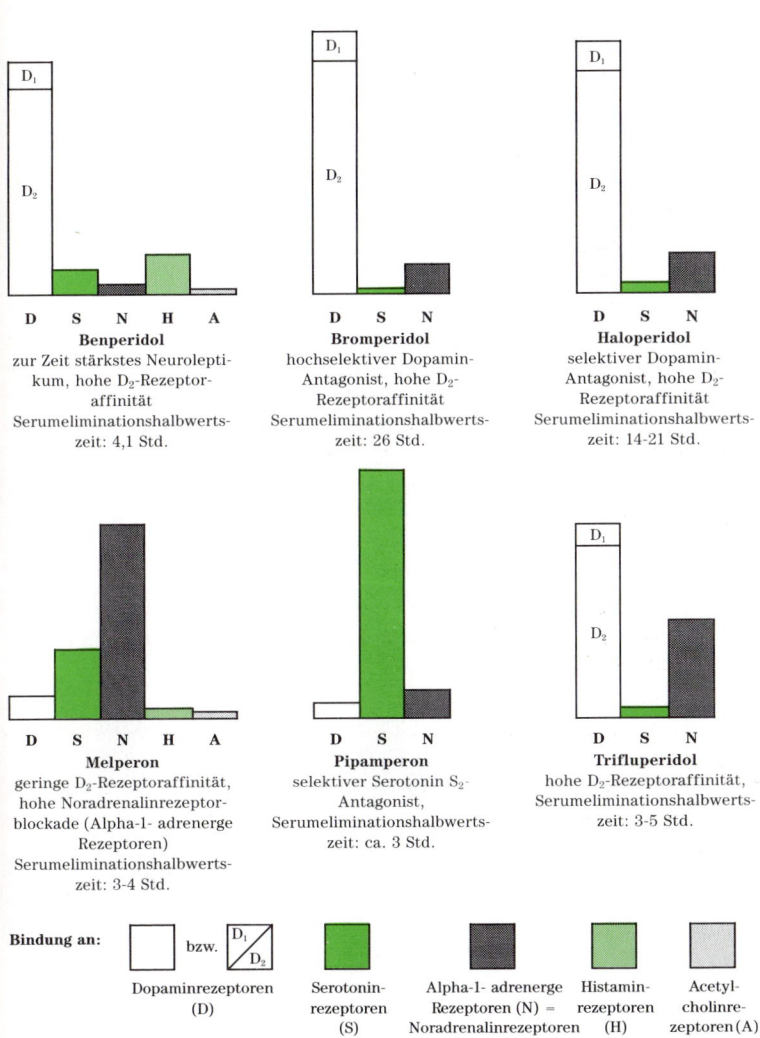

Benperidol
zur Zeit stärkstes Neuroleptikum, hohe D_2-Rezeptoraffinität
Serumeliminationshalbwertszeit: 4,1 Std.

Bromperidol
hochselektiver Dopamin-Antagonist, hohe D_2-Rezeptoraffinität
Serumeliminationshalbwertszeit: 26 Std.

Haloperidol
selektiver Dopamin-Antagonist, hohe D_2-Rezeptoraffinität
Serumeliminationshalbwertszeit: 14-21 Std.

Melperon
geringe D_2-Rezeptoraffinität, hohe Noradrenalinrezeptorblockade (Alpha-1- adrenerge Rezeptoren)
Serumeliminationshalbwertszeit: 3-4 Std.

Pipamperon
selektiver Serotonin S_2-Antagonist,
Serumeliminationshalbwertszeit: ca. 3 Std.

Trifluperidol
hohe D_2-Rezeptoraffinität,
Serumeliminationshalbwertszeit: 3-5 Std.

Bindung an:

Dopaminrezeptoren (D) bzw. D_1/D_2 — Serotoninrezeptoren (S) — Alpha-1- adrenerge Rezeptoren (N) = Noradrenalinrezeptoren — Histaminrezeptoren (H) — Acetylcholinrezeptoren (A)

Die oralen antipsychotischen Tagesgaben entsprechen untereinander den quantitativen Verhältnissen neuroleptischer Schwellendosen.

Diphenylbutylpiperidine
Weitgehend selektive Dopamin-Antagonisten (hohe antipsychotische Wirkung), geringe Substanzbelastung, gute Organverträglichkeit (Herz, Leber, Niere, Blut).

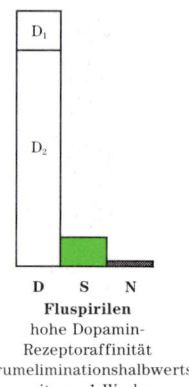

Fluspirilen
hohe Dopamin-
Rezeptoraffinität
Serumeliminationshalbwertszeit: ca. 1 Woche

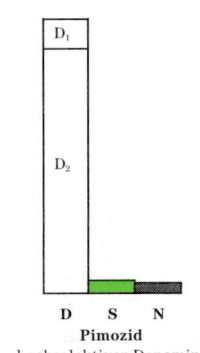

Pimozid
hochselektiver Dopamin-
Antagonist,
Serumeliminationshalbwertszeit: ca. 55 Std.

Phenothiazine (trizyklische Neuroleptika)
Sehr unterschiedliche Rezeptorbindungsprofile, größtenteils aspezifische Dopamin-Antagonisten

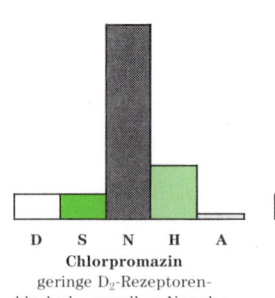

Chlorpromazin
geringe D_2-Rezeptoren-
blockade, vor allem Noradre-
nalinrezeptorenblockade
(Alpha-1- Rezeptoren)
Serumeliminationshalbwertszeit: ca. 30 Std.

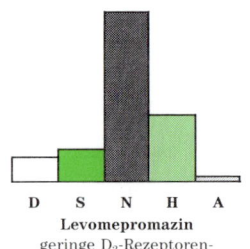

Levomepromazin
geringe D_2-Rezeptoren-
blockade, vor allem Noradre-
nalin-Histamin-Rezeptoren-
blockade
Serumeliminationshalbwertszeit: durchschnittlich 24 Std.

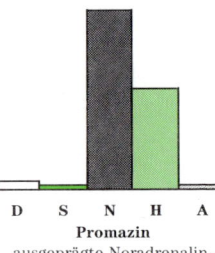

Promazin
ausgeprägte Noradrenalin-
Histamin-Rezeptorenblockade
Serumeliminationshalbwertszeit: 7 Std.

Bindung an:

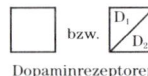 bzw.

Dopaminrezeptoren (D) — Serotoninrezeptoren (S) — Alpha-1- adrenerge Rezeptoren (N) = Noradrenalinrezeptoren — Histaminrezeptoren (H) — Acetylcholinrezeptoren (A)

Phenothiazine

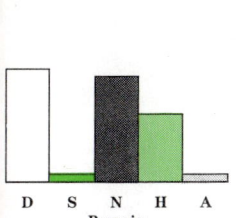

D S N H A

Perazin

mittlere D_2-Rezeptoren-
blockade, auch deutliche
Noradrenalin-Histamin-
Rezeptorenblockade
Serumeliminationshalb-
wertszeit: ca. 35 Std.

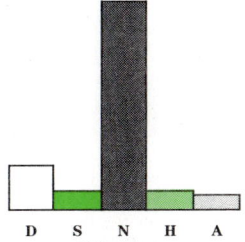

D S N H A

Thioridazin

geringe D_2-Rezeptoren-
blockade, ausgeprägte Nora-
drenalin-Rezeptorenblockade,
in etwa gleiche Serotonin-,
Histamin-Acetylcholin-
Rezeptorenblockade
Serumeliminationshalbwertszeit: durchschnittl. 16-24 Std.

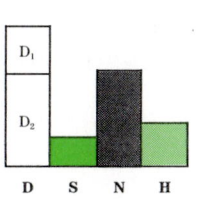

D S N H

Fluphenazin

ausgeprägte Affinität zu
D_2-Rezeptoren (hochpotentes
Neuroleptikum), aber eine
mittlere Noradrenalin-
Histamin-Rezeptorenblockade
Serumeliminationshalbwerts-
zeit: ca. 16 Std.

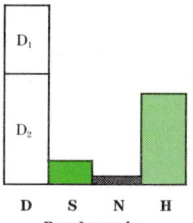

D S N H

Perphenazin

ausgeprägte Affinität zu
D_2-Rezeptoren (stark neuroleptische Eigenschaften), auch
ausgeprägte Histamin-
rezeptorenblockade
Serumeliminationshalbwertszeit: 20 Std.

Bindung an: bzw.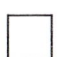

| Dopaminrezeptoren (D) | Serotonin-rezeptoren (S) | Alpha-1- adrenerge Rezeptoren (N) = Noradrenalinrezeptoren | Histamin-rezeptoren (H) | Acetyl-cholinre-zeptoren (A) |

Thioxanthene
(trizyklische Neuroleptika, den Phenothiazinen vergleichbar)

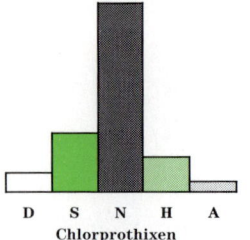

D S N H A
Chlorprothixen
geringe D_2-Rezeptoren-
affinität, hauptsächlich Nora-
drenalinrezeptorenblockade,
auch Bindungen an Serotonin-
Histamin- und Acetylcholin-
Rezeptoren
Serumeliminationshalbwertszeit: 8-12 Std.

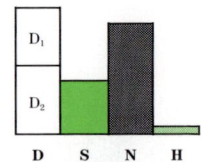

D S N H
Flupentixol
ausgeprägte Affinität zu D_1-
und D_2-Rezeptoren (starke
neuroleptische Eigen-
schaften), aber auch deutliche
Serotonin-Noradrenalin-
Rezeptorenblockade
Serumeliminationshalbwertszeit: 20-40 Std.

Benzamide

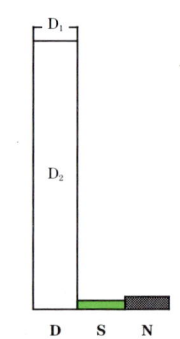

D S N
Sulpirid
atypisches Neuroleptikum,
mäßige Affinität zu D_2-Rezep-
toren (selektiv), sonst
praktisch keine weitere
Rezeptorenblockade
Serumeliminationshalbwertszeit: ca. 8 Std.

Bindung an: 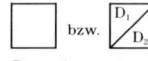 bzw.

Dopaminrezeptoren
(D)

Serotonin-
rezeptoren
(S)

Alpha-1- adrenerge
Rezeptoren (N) =
Noradrenalinrezeptoren

Histamin-
rezeptoren
(H)

Acetyl-
cholinre-
zeptoren(A)

Dibenzoepin

(trizyklisches Neuroleptikum)

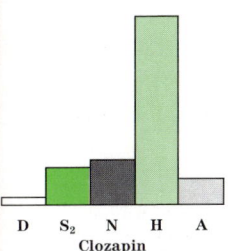

| D | S₂ | N | H | A |

Clozapin

atypisches Neuroleptikum
mit positiver Beeinflussung
der Minussymptomatik,
geringe Affinität zu D_2-Rezep-
toren, deutliche Serotonin-,
Noradrenalin-, Histamin- und
Acetylcholin-Rezeptoren-
blockade, starke anticholinerge Eigenschaften
Serumeliminationshalbwertszeit: 16-23 Std.

Dibenzothiepin

(trizyklisches Neuroleptikum)

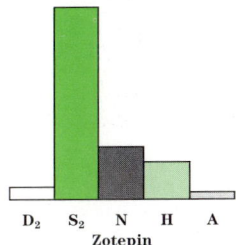

| D_2 | S_2 | N | H | A |

Zotepin

atypisches Neuroleptikum
mit antidepressivem Effekt,
auch positive Beeinflussung
der Minussymptomatik;
S_2/D_2-Antagonist, zusätzlich
Affinität zu Histamin- und
Noradrenalinrezeptoren,
geringe Affinität zum
Acetylcholinrezeptor
Serumeliminationshalbwertszeit: 13-16 Std.

Thienobenzodiazepin

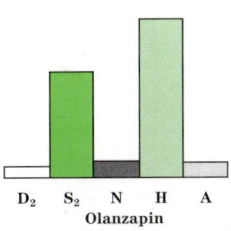

| D_2 | S_2 | N | H | A |

Olanzapin

atypisches Neuroleptikum mit positiver Beeinflussung
der Minussymptomatik, potentere Affinität zu S_2-
als zu D_2-Rezeptoren, zusätzlich Affinität zu Histamin-,
Noradrenalin- und Acetylcholinrezeptoren, deutliche
anticholinerge Eigenschaften
Serumeliminationshalbwertszeit: 33-51 Std.

Bindung an:

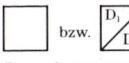 bzw. D₁/D₂

Dopaminrezeptoren
(D)

Serotonin-
rezeptoren
(S_2)

Alpha-1- adrenerge
Rezeptoren (N) =
Noradrenalinrezeptoren

Histamin-
rezeptoren
(H)

Acetyl-
cholinre-
zeptoren(A)

Benzisoxazol

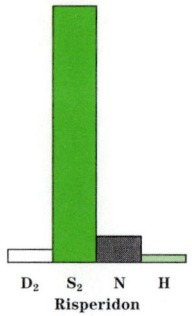

$$D_2 \quad S_2 \quad N \quad H$$

Risperidon
atypisches Neuroleptikum mit günstigem Einfluß auf
Minus- und Plussymptomatik, zusätzlich antidepressiver Effekt;
potenter S_2/D_2-Antagonist (besonders ausgewogenes Affinitätsverhältnis, Serotonin-S_2 = 5-HT$_{2A}$-Rezeptor), auch Affinität zu
Histamin- und Noradrenalinrezeptoren, jedoch ohne Affinität zu Acetylcholinrezeptoren
Serumeliminationshalbwertszeit: 3,6 Std. (Risperidon)
22 Std. (9-OH-Risperidon, wichtigster aktiver Metabolit)

Phenylindol

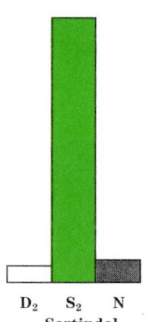

$$D_2 \quad S_2 \quad N$$

Sertindol
atypisches Neuroleptikum mit günstigem Einfluß auf
Minus- und Plussymptomatik, potenter S_2/D_2-Antagonist,
auch deutliche Affinität zu Alpha-1-Noradrenalin-Rezeptoren,
jedoch fast keine Beeinflussung von Acetylcholin- und Histaminrezeptoren
Serumeliminationshalbwertszeit: ca. 72 Std.

Bindung an: 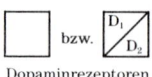 bzw.

| Dopaminrezeptoren (D) | Serotonin-rezeptoren (S_2) | Alpha-1- adrenerge Rezeptoren (N) = Noradrenalinrezeptoren | Histamin-rezeptoren (H) | Acetyl-cholinre-zeptoren(A) |

Literatur

Albert, R., Ebert, D.: Neuroleptika mit kombiniertem D_2-/5-HT_2-Antagonismus: Risperidon als Beispiel für atypisches Rezeptorprofil, Fund. Psychiatr. 9, 153-162 (1995)

Albright, P.S., Livingstone, S. et al.: Der Einsatz von Risperidon bei schizophrenen Patienten, die zuvor mit konventionellen Neuroleptika behandelt wurden, reduziert die Inanspruchnahme von Leistungen im Gesundheitswesen, Clin. Drug Invest. 11,5, 289-299 (1996)

Bandelow, B., Rüther, E.: Antipsychotische Behandlung: Jüngste Weiterentwicklungen und pharmakologische Grundlagen, Psychopharmakotherapie 4, Nr. 1, 6-17 (1997)

Benkert, O., H. Hippius: Psychiatrische Pharmakotherapie, Springer, Berlin-Heidelberg-New York-Tokyo 1996

Berzewski, H.: Therapie mit Psychopharmaka im Alter, Therapiewoche 36, 3054-3060 (1986)

Broich, K.: Olanzapin: Ein neues Neuroleptikum mit atypischem Wirkungsprofil, Arzneimitteltherapie 15, Nr. 2, 33-37 (1997)

Broich, K., Ehrt, U.: Sertindol - ein neues atypisches Neuroleptikum, Psychopharmakotherapie 4, Nr. 3, 94-100 (1997)

Bymaster, F. P.: In Vitro and In Vivo Biochemistry of Olanzapine, J. Clin. Psychiatry 15,2, 10-12 (1997)

Die Entwicklung hochselektiver Neuroleptika, Janssen GmbH, Neuss 1984

Dilling, H. et al.: Internationale Klassifikation psychischer Störungen, ICD-10 Kapitel V(F), Klinisch-diagnostische Leitlinien, Hans Huber, Bern-Göttingen-Toronto 1991

Finzen, A.: Medikamentenbehandlung bei psychischen Störungen, Psychiatrie Rehburg-Loccum 1984

Franz, M., Gallhofer, B.: Befindlichkeit und Compliance: Klinische Beobachtungen an schizophrenen Patienten unter Risperidon, TW Neurol. Psychiatr. 12, 1-4 (1996)

Gallhofer, B., Krieger, S. et al.: Cognitive Dysfunction in Schizophrenia: Prefrontal-subcortical interaction as a paradigm to assess the deficit and its possible remedy, FuturSci, 1-14 (1996)

Harrer, G.: Psychiatrie 83/84, ein Jahresüberblick, Innovations-Verl., Seeheim-Jugenheim 1985

Hippius, H., Engel, R. R., Laakmann, G.: Benzodiazepine, Rückblick und Ausblick, Springer, Berlin-Heidelberg-New York-Tokyo 1986

Hyttel, J., Larsen, J. J., Christensen, A. V., Arnt, J.: Receptor-Binding Profiles of Neuroleptics, Psychopharmacology Suppl. 2, 9-18 (1985)

Irle, G., Crome A.: Wohl oder Übel? Medikamente in der Psychiatrie, Landschaftsverband Westfalen-Lippe-Pressestelle, Bundesarbeitsgemeinschaft der Träger psychiatrischer Krankenhäuser

Kinkead, B., Nemeroff, C. B.: Die Rolle von Neurotensin bei der Schizophrenie und der Wirkungsmechanismus von Neuroleptika, ZNS J.: Forum für Psychiatrie und Neurologie 15,3-8 (1997)

Kissling, W.: Kompendium der Schizophreniebehandlung, Fragen und Antworten zu den praktisch wichtigsten Behandlungsproblemen, Springer, Berlin-Heidelberg-New York, Tokyo 1992

Kissling, W.: Schizophrene Psychosen - Wie könnte eine wirkungsvolle Rezidivprophylaxe aussehen? DIA-GM 13, 1191-1196 (1991)

Kissling, W.: Neuroleptische Rezidivprophylaxe - eine verpaßte Chance! In: Rifkin, A., Osterheider, M. (Hrsg.): Schizophrenie - aktuelle Trends und Behandlungsstrategien, Springer, Berlin-Heidelberg, 83-93 (1992)

Kurz, H.: Pharmakon-Rezeptor-Wechselwirkungen, Grundlagen der Fremd-stoffwirkung, Teil I, Med. Mo. Pharm. 10, 132-138 (1987)

Langer, G., Heimann, H.: Psychopharmaka, Grundlagen und Therapie, Springer, Wien-New York 1983

Leysen et al.: Ki-Werte in nM von Haloperidol, Zotepin, Risperidon und Clozapin (Vergleich), 1993

Malsch, U.: Behandlung von Schlafstörungen bei älteren Patienten, Ergebnisse einer Doppelblindstudie Pipamperon vs. ein Standard-Benzodiazepin-präparat, Therapiewoche 37, 2484-2487 (1987)

Matussek, N., Hippius, H.: Tabulae Psychiatricae et Psychopharmacologicae, Aesopus, Basel-Wiesbaden 1984

Möller, H. J. (Hrsg.): Ein integratives Therapiekonzept: Basis einer optimalen Versorgung schizophrener Patienten, Symposium zu Risperdal®, München, 15. Juni 1996, Signum Verlagsg. 1996

Möller, H. J. et al.: Zotepin-Stellenwert und Entwicklungsmöglichkeiten, Zotepin-Expertengespräch, München, 7. Mai 1994, Beilage in: Der Nerven-arzt 7, 1-8 (1994)

Molander, L., Borgström, L.: Relationship between Plasma Concentration and Arousal in Normal Subjects after Single Oral and Parenteral Doses of Melpe-rone, a Butyrophenone Neuroleptic, Psychopharmacology 79, 111-114 (1983)

Müller-Spahn, F.: Langfristige Therapie mit Psychopharmaka, Therapiewoche 36, 3043-3046 (1986)

Niemegeers, C. J. E.: Zur Pharmakologie der Antidepressiva und Neuroleptika, F. Neuropsychopharmacolog., Nervenheilkunde 3, 28-32 (1984)

Niemegeers, C. J. E. et al.: Die Rolle des Dopamin- und Serotonin-Antagonismus bei der Behandlung der Schizophrenie. In: R. Steinberg (Hrsg.): Schizophrenie, 17. Psychiatrie-Symposion Pfalzklinik Landeck, Klingenmün-ster 1991, Tilia, Mensch und Medizin, Klingenmünster, 104-113 (1992)

Pöch, G., Juan, H.: Allgemeine Grundlagen der Pharmakodynamik. In: Kuem-merle, H.-P., Hitzenberger, G., Spitzy, K. H. (Hrsg.): Klinische Pharmakologie, Grundlagen, Methoden, Pharmakotherapie, Ecomed, Landsberg-München, II - 2.5.1, 1-22 (1984)

Practical Issues in Using Olanzapine, J. Clin. Psychiatry Monograph. 15,2, 4-39 (1997)

Reinbold, H.: Biochemie der Psychopharmaka, PsychoGen, Dortmund 1987

Reinbold, H.: Einsatz injizierbarer Depotneuroleptika in der Langzeitbehand-lung der chronischen Schizophrenie, Therapiewoche 36, 3680-3684 (1986)

Risperdal®: Wissenschaftliche Grundlagen, Janssen GmbH, Organon GmbH (1994)

Risperdal® in der Akutpsychiatrie, Janssen-Cilag, Organon GmbH (1996)

Risperdal®: Antworten auf die 32 wichtigsten Fragen, Janssen-Cilag, Organon GmbH (1996)

Schied, H. W.: Leitlinien für eine neuroleptische Therapie verschiedener Syn-drome. In: Harrer, G.: Psychiatrie 83/84, ein Jahresüberblick, wissenschaftli-cher Dienst »Roche«, Innovations, Seeheim-Jugenheim, 39-40 (1985)

Serdolect®: Basisbroschüre, Promonta Lundbeck (1997)

Tölle, R.: Über den therapeutischen Umgang mit Neuroleptika. In: Hippius, H., Klein H. E., (Hrsg.): Therapie mit Neuroleptika, Perimed, Erlangen, 54-66 (1983)

Tropon Arzneimittel: Benperidol-Bilanz und Perspektive eines Neurolepti-kums, Kongreß-Information, Workshop, Würzburg (1986)

Wielink van, P. S.: Receptorbindingsprofiles of neuroleptics: relevant to the clinic, Poster, Weltkongreß für Psychiatrie, Wien (1983)

Zyprexa®: Fachinformation, Lilly GmbH (1996)

Weitere Literatur beim Verfasser

Notizen